Vom KrankSEIN und GesundSEIN

Die Grundpfeiler des Lebens und
wie Selbstheilung funktioniert

Dr. med. Kerstin Bortfeldt
Dr. med. Andrea Pirker

Bibliografische Information der Deutschen Nationalbibliothek:
Die Deutsche Nationalbibliothek verzeichnet diese Publikation in
der Deutschen Nationalbibliografie; detaillierte bibliografische
Daten sind im Internet über http://dnb.dnb.de abrufbar.

Herstellung und Verlag:BoD - Books on Demand, Norderstedt

Self-Publishing; 1. Auflage

ISBN 9783746031569

Danksagung

Das hier vorliegende Buch mag von uns geschrieben sein, wäre aber nicht ohne jene Menschen im Hintergrund entstanden, denen wir danken möchten. Um die lang gehegte Idee dieses Buch in die Tat umzusetzen, brauchte es Zeit, Freiraum und auch des Öfteren einen unvoreingenommenen Blick von außen.

Ihr habt uns den Rücken frei gehalten, sei es privat oder in der Praxis.

Dank gilt Euch, lieber Willi, Barbara, Jochen und Ulrike, für die nächtlichen Stunden, die Ihr mit uns schlaflos beim Lesen der Texte verbracht habt.

Wir danken auch Dir, lieber Onkel Wolfgang, für das wirklich kurzfristige Korrekturlesen mit Deinem fachkundigen perfekten Blick fürs Detail.

Auch Euch, liebe Angela, Stefanie und Edel, ganz herzlichen Dank, dass Ihr in der Zeit des Schreibens für die Praxis und den Blu Room™ dagewesen seid.

Dieses Buch wäre nur halb so wertvoll ohne die vielen Briefe mit Fallberichten. Deshalb gilt unser Dank auch denen die bereit gewesen sind Ihre persönliche Geschichte mit uns allen zu teilen.

Zu guter Letzt danken wir uns selbst für die gegenseitige Bereicherung auf dem Weg von der ersten Zeile bis zum fertigen Buch.

Kerstin und Andrea

„Die Zeit wird kommen,
wo die Tätigkeit des Arztes nicht darin bestehen wird,
den Körper zu behandeln, sondern den Geist zu heilen,
der dann seinerseits den Körper heilen wird.

Mit anderen Worten:
Der echte Arzt wird Philosoph und Lehrer sein,
mit seine Sorge wird es sein, den Menschen gesund zu erhalten
und nicht erst, wenn er krank geworden ist,
seine Heilung zu versuchen.

Der wahre Arzt wird nicht nur den Körper mit Medizin,
sondern vielmehr den Geist mit Grundsätzen behandeln.
Er wird die Menschen lehren,
dass Frohsinn, Wohlwollen, edle Taten, Liebe und Güte
auf den Körper ebenso wohltuend wirken, wie auf den Geist
und dass ein frohes Herz die beste Arznei ist...

... und noch später wird eine Zeit kommen,
wo jeder sein eigener Arzt ist,
je mehr er mit den höheren Gesetzen des
Lebens Übereinstimmung findet
und die Kräfte seines Geistes nutzt.“

Waldo Trine, um 1900, „Der Arzt der Zukunft“

Inhaltsverzeichnis

Einleitung

Jegliches Leben auf unserem wunderschönen Planeten Erde basiert auf wenigen, aber wichtigen Prinzipien und folgt einfachen Naturgesetzen. Alle Lebensformen, ob Viren, Bakterien, Mikroben, Pflanzen, Tiere oder Menschen, funktionieren nach simplen, aber wichtigen Prinzipien. Sind diese Prinzipien im Gleichgewicht, sind die jeweiligen Organismen gesund.

Dabei basiert das Leben auf den immer gleichen Grundpfeilern:

- Sonne
- Licht
- Nahrung
- Wasser

Für den Menschen gibt es noch eine Besonderheit, und das sind seine Gedanken. Diese spielen für unser gesamtes Sein eine sehr maßgebliche Rolle, dazu später.

Werden diese Fundamente anhaltend gestört, wird die Lebensform früher oder später Probleme bekommen. Ist sie dynamisch und anpassungsfähig, kommt es zur Veränderung. In der Natur nennen wir das Modifikation oder Mutation.

Je höher entwickelt Organismen sind, umso weniger flexibel sind sie in ihrer Anpassungsfähigkeit. Das wiederum macht sie anfälliger für Ungleichgewichte und Krankheiten.

Wir Menschen sind biologisch sehr hoch entwickelt und somit leider nicht besonders anpassungsfähig.

Ein Salamander beispielsweise kann seinen Schwanz oder andere Körperteile einfach nachwachsen lassen. Wir können das offensichtlich nicht. Dennoch verfügen auch wir über eine enorme Kraft zur Regeneration.

Unsere menschlichen Erbanlagen werden von Genen und der Epigenetik geprägt. Diese bestimmen nicht nur, ob wir unserem Vater oder unserer Mutter ähnlicher sind. Sie bestimmen auch alle chemischen und biologische Vorgänge in jeder einzelnen Körperzelle. Sie kennen das Drehbuch, bilden die Vorlage für Form, Gestalt und Instandhaltungsplan. Dabei organisiert eine enorme, uns innewohnende Intelligenz in unserem Organismus zahllose Abläufe, ohne dass wir darüber nachdenken müssen. Es geschieht einfach. Tag für Tag, Woche für Woche, Monat für Monat geschieht es einfach. Hand aufs Herz: Hast Du jemals über die Genialität dieses biologischen Kraftwerkes nachgedacht, innegehalten, dieses Wunder wertgeschätzt?

Leider ist es so, dass wir uns darüber die meiste Zeit keinerlei Gedanken machen und einfach nur erwarten, dass der Körper seine Arbeit tut. Manche beschimpfen ihn sogar, weil er zu dick oder zu dünn, zu klein oder zu groß ist. Viele Menschen geben ihrem Körper zu wenig Schlaf, zu wenig frische Luft, viel zu wenig reines Wasser und nur selten Kontakt zur Natur. Stattdessen füttern sie ihn mit zu viel Fernsehen, Alkohol, Fastfood und negativen Gedanken. Die Menschen der zivilisierten Welt kümmern sich zu wenig darum, ihre lebenswichtigen Grundpfeiler intakt zu halten, damit der Körper ein Leben lang optimal funktionieren kann. Sie gehen einfach davon aus, dass es immer so bleibt, bis es plötzlich anders ist. Denn eines schönen Tages kann es passieren, dass der Körper aus seiner Balance gerät, ermüdet, schmerzt und mit ersten Symptomen warnt. Er streikt, bittet, ruft, denn ihm fehlen wichtige Lebensgrundlagen. Unser Organismus hat die phänomenale Fähigkeit zum Ausbalancieren, zur Reparatur und zur Selbstheilung, vorausgesetzt, er verfügt über jene notwendigen Stoffe, die ihm das ermöglichen. Deshalb schickt er uns Hinweiszeichen, will uns sagen, dass ihm etwas Wichtiges fehlt. Doch wir haben es in unserer modernen Gesellschaft verlernt, diese Signale zu verstehen. Nur zu schnell wird zur Chemie gegriffen. Dabei stellen viele Medikamente einfach nur die Alarmanlage ab. Ist ein Brand gelöscht, nur deshalb, weil wir den Feuermelder zerschlagen?

Wenn Du Autobesitzer bist, wirst Du auf gewisse Dinge achten, damit Dein Fahrzeug gut funktioniert. Du musst es betanken, damit es Energie hat. Dabei kannst Du einen Benzinmotor nicht mit Diesel und einen Dieselmotor nicht mit Super bleifrei füttern. Von Zeit zu Zeit wirst Du auch nach dem Motoröl sehen und es bei

Bedarf nachfüllen. Natürlich das Entsprechende, sonst nimmt Dein Fahrzeug es übel. Ohne funktionierende Zündung nützen Dir weder Sprit noch Motoröl etwas und wenn die Batterie leer ist, brauchst Du vielleicht sogar Starthilfe.

Was das mit Deinem Körper zu tun hat? Auch er braucht Zufuhr von Energie, und zwar die Richtige. Auch er braucht passende Fette und Öle. Auch er braucht eine funktionierende Zündung und immer eine volle Batterie. Das ist nicht wirklich kompliziert. Wenn man die wichtigsten Bedürfnisse des Körpers kennt und ihn damit versorgt, ist es leicht, Gesundheit zu verstehen und auch zu erhalten.

Natürlich ist es einfacher die Balance wiederzufinden, wenn sich bisher lediglich ein paar kleine Symptome mit Signalwirkung zeigten. Bei Menschen mit lang bestehenden Erkrankungen, jahrelanger Einnahme von Medikamenten und vielen Mangelerscheinungen sieht es schon anders aus. Die Selbstheilungskraft ist häufig beträchtlich gestört und blockiert, aber nicht erloschen. Es braucht nur mehr Zeit und vor allem Geduld und etwas zusätzliche Unterstützung für die „Zündung".

Dennoch, die Natur ist nicht kompliziert, auch nicht die Natur des Menschen. Und sie ist auch nicht außer Kraft gesetzt, weil es sich vielleicht um eine „schwere Krankheit" handelt.

Wir alle sind Teil der Natur und funktionieren in ihr gesetzmäßig, selbstbestimmt und eigenverantwortlich. Wissen ist Macht. Ohne

Wissen ist es schwer, sich ein eigenes Bild zu machen. Komplizierte Worte und Informationen, die vollgepackt sind mit Fremdwörtern, erfüllen einen Zweck. Sie fördern Gedanken von Minderwertigkeit. Es kann deprimierend sein, Dinge nicht zu verstehen und sich überfordert zu fühlen. Dann überlassen wir uns sehr schnell den Entscheidungen anderer.

Deshalb haben wir dieses kleine Büchlein geschrieben, für Dich, nicht für einen wissenschaftlichen Vortrag vor Ärzten, Therapeuten oder Wissenschaftlern und auch nicht für uns. Wir möchten Dir mit einfachen Worten und ohne viel Drumherum die Themen Krankheit, Selbstheilung, Gesundheit und mögliche Wege dorthin so kurz und anschaulich wie möglich nahebringen.

„Die Gesundheit ist ein kostbares Gut. Nur sie ist es eigentlich wert, dass man dafür seine Zeit, seine Arbeit und sein Geld, ja sogar sein Leben einsetze, ist doch ohne sie das Leben für uns eine Last. Ohne sie verliert alles seinen Glanz und seine Kraft: Genüsse, Lebenserfahrung, Wissenschaft und Tugend."

(Michel de Montaigne)

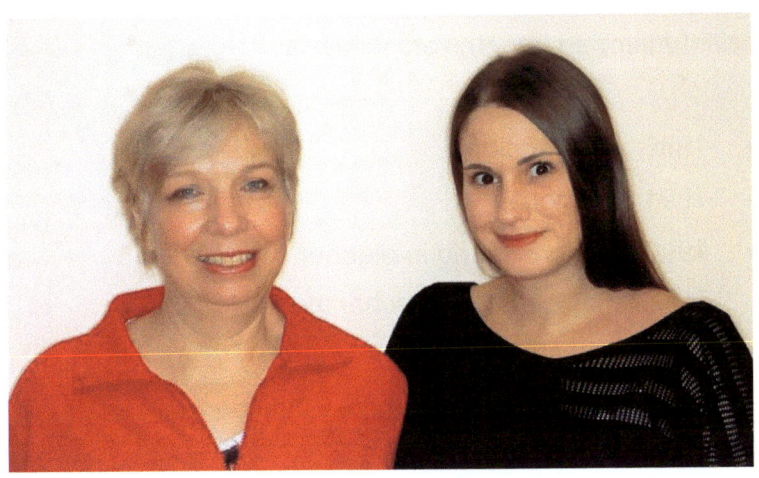

Wir stellen uns vor

Wir, Dr. med. Kerstin Bortfeldt und Dr. med. Andrea Pirker, sind ausgebildete Ärztinnen. Im Laufe unserer eigenen Entwicklung haben wir mehr und mehr die rein schulmedizinische Sichtweise verlassen. Dabei haben wir Therapieformen gesucht und gefunden, die den Menschen in seiner Ganzheit betrachten und behandeln. Jede von uns führt eine eigene Praxis, die Menschen auf ihrem Weg vom GesundWERDEN hin zum GesundSEIN begleitet. Wir verstehen uns bei der Arbeit immer auch als Impulsgeber, um Menschen wieder zurück in die Eigenverantwortung und in Kontakt mit ihrer Selbstheilungskraft zu bringen.

Dr. med. Kerstin Bortfeldt

Medizinstudium an der Universität Jena

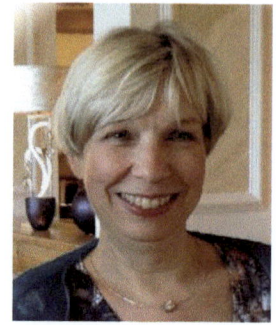

- 1986: Approbation
- 1991: Promotion
- 1992: Niederlassung in eigener Praxis in Weimar als Fachärztin für Augenheilkunde
- 2004: Anerkennung als Ärztin für Naturheilverfahren

Zusatzausbildungen:

- Akupunktur
- Homöopathie, Iso-Homöopathie und Störfelddiagnostik
- Bioresonanztherapie
- Irisdiagnostik
- Hypnose
- 3-jährige Ausbildung für mediales und energetisches Coaching
- Aurachirurgie nach Gerhard Klügl
- Zertifizierte COBIMAX® Therapeutin
- Frequenzmedizin – TimeWaver® Med
- autorisierte Blu Room™ Betreiberin (Blu Room™ Weimar und Blu Room™ Kärnten)

Dr. med. Andrea Pirker

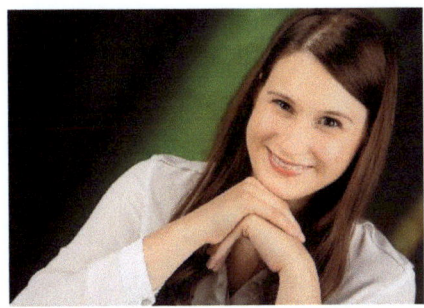

- 2014 erfolgreiche Beendigung des Humanmedizinstudiums an der Medizinischen Universität Graz
- 2014 Veröffentlichung meines Fachbuchs „Phytopharmakologie, die Schnittstelle zwischen klassischer Humanmedizin und der Naturheilkunde – eine Extraktion ausgewählter Heilpflanzen"
- Kinesiologische Ausbildung – Touch for Health
- Diplomierter Hypnosecoach für freie Hypnose
- Diplomierte Iridologin
- Zertifizierte Aurachirurgin/-therapeutin nach Gerhard Klügl
- Zertifizierte COBIMAX®-Therapeutin
- Zertifizierte IL-DO® Körperkerzen-Trainerin
- Tonpunktur – Stimmgabelausbildung
- autorisierte Blu Room™ Betreiberin
  (Blu Room™ Kärnten)

Teil I: Die Grundpfeiler des Lebens

Sonne und Licht

Die Sonne ist der wichtigste Himmelskörper in unserem Sonnensystem. Sie liefert die Energie für alles Leben auf der Erde. Pflanzen benötigen ihre Strahlenenergie für die Photosynthese und für ihr Wachstum. Ohne gesunde Pflanzenwelt hätten wir keinen lebensnotwendigen Sauerstoff, der bei der Photosynthese entsteht. Das schädliche CO_2 hingegen könnte nicht abgebaut werden und würde uns innerhalb kürzester Zeit vergiften. Wir hätten auch keinen Regen, denn dieser entsteht durch Verdunstung. Unser wundervoller Planet wäre dann weder grün noch lebendig.

Aus diesem Grunde wurde die Sonne schon in frühen Kulturen als Gottheit verehrt. Die Menschen waren sich ihrer Bedeutung sehr bewusst, denn nicht nur Pflanzen brauchen die Kraft der Sonne. Auch wir Menschen sind vom Sonnenlicht abhängig.

Was genau tut die Sonne?

Sie versorgt uns mit Wärme und Licht. Ohne Sonne wäre es dunkel und kalt, zu kalt für Leben auf der Erde. Es gäbe weder Tag noch Nacht, sondern ewige Finsternis. Auch unser Mond könnte daran nichts ändern, denn er wird von der Sonne angestrahlt. Nur deshalb leuchtet er in Vollmondnächten hell wie ein Lampion. Diese Tatsache ist jedem bekannt.

Die Sonne ist aber nicht nur da, damit wir etwas sehen können und nicht frieren. Sonnenlicht unterstützt vor allem viele wichtige Lebensvorgänge in unserem Körper. Sonnenstrahlung setzt sich aus verschiedenen Farbanteilen zusammen. Ein gewisser Anteil dieses Lichtspektrums gehört zum sichtbaren Licht. Wir können diese Farbanteile sehr gut im Regenbogen betrachten. Andere Lichtanteile sind nicht sichtbar, aber dennoch bedeutsam. So ist insbesondere die ultraviolette Strahlung der UV-B Frequenz unentbehrlich für die Herstellung des körpereigenen Vitamin D3, worauf wir später noch genauer eingehen werden.

Die Sonne beeinflusst auch das körperliche und seelische Wohlbefinden und hebt die Stimmung. Du hast sicher selbst schon einmal das wohltuende Gefühl genossen, wenn nach langen Wintermonaten die erste wärmende Frühlingssonne Deine Nase kitzelt.

Außerdem steuert der Einfluss der Sonne viele Stoffwechselprozesse, wie beispielsweise das optimale Zusammenspiel unserer Hormone, die Stärkung des Immunsystems und die Aktivierung der körpereigenen Abwehrkräfte. Unsere biologische Uhr käme ohne die Sonne sofort aus dem Takt und unser Schlaf-Wach-Rhythmus, Appetit und Antrieb ebenfalls. Auch die so wertvollen Biophotonen gäbe es nicht.

Was sind Biophotonen? Die Sonne liefert Lichtquanten, sogenannte Photonen. In lebendigen Systemen wie Menschen, Pflanzen oder Tieren entstehen daraus Biophotonen. Einige Wissenschaftler sprechen von eingefrorenem, lebendigem Licht.

Irmgard Maria Gräf schreibt in Ihrem Buch „Blu Room™ – Zukunft hautnah erleben, mit Licht, Frequenz und Klang Brücken bauen":

„Biophotonen sind winzige Lichtteilchen, die in allen lebenden Organismen als Informationsträger wirken und rund eine Trillion Stoffwechselprozesse pro Sekunde steuern. Biophotonen sind das Licht in den Zellen aller Lebewesen. … Jeder lebende Organismus ist demnach ein Licht-System. Jeder lebende Organismus, auch das Gras, der Nussbaum, die Schwalbe, die Ameise, der Regenwurm, der Hund, die Frau Nachbarin, der Postbote und das schreiende Kind sind Organismen mit aus sich selbst heraus strahlenden Zellen."

Was bedeutet diese Erkenntnis über Biophotonen für uns?

Es bedeutet, dass jede lebendige Zelle die gesamte Information des Sonnenlichtes speichert, und zwar in Form solcher Biophotonen. Diese Biophotonen sind gleichzeitig aber auch Informationsleiter und ein wichtiges Element für optimale Zellkommunikation.

Ja, Zellen sprechen miteinander, genau genommen über Frequenzen. Dafür nutzen Sie unter anderem diese Biophotonen. (14)

Nahrung

Sonnenlicht wird also in jeder lebendigen Zelle gespeichert. Mit diesem Verständnis wird umso klarer, wieviel gesünder Obst und Gemüse ist, wenn es aus Deinem eigenen Garten kommt. Diese Pflanzen sind natürlich und unter der Sonne gewachsen und versorgen Deinen Körper reichlich mit genau diesen Biophotonen, kein Vergleich mit unter Kunstlicht gezüchtetem Gemüse und Fastfood-Nahrung. Naturbelassene Lebensmittel und unter freiem Himmel gefütterte und aufgewachsene Tiere und deren Produkte sind optimale und äußerst zuträgliche Nahrungsquellen, um Dich mit allen lebensnotwendigen Bausteinen zu versorgen.

Zu diesen Bausteinen gehören:

- Vitamine
- Mineralien
- Spurenelemente
- Energielieferanten wie Kohlenhydrate, Eiweiße und Fette

Vitamine

Was sind Vitamine?

Als Vitamine bezeichnet man eine Vielzahl verschiedener organischer Verbindungen, die der Körper für seine täglichen lebenswichtigen Funktionen und Abläufe dringend benötigt.

Wenn man einen Ofen anheizt, nutzt man zum Entfachen des Feuers meist Streichhölzer, etwas Papier oder in feine Späne geschnittenes Holz. Erst dann, wenn die Flammen zu lodern beginnen, werden die größeren Holzscheite oder Briketts nachgelegt, sozusagen als „energiereiche Nahrung" für das lange Brennen des Feuers im Ofen.

Vitamine sind nicht die Energielieferanten für den Organismus, sondern die Vermittler oder Assistenten, so wie das Anzündmaterial im Ofen.

Für die Zufuhr von Energie sorgen Kohlenhydrate, Eiweiße und Fette, die wir als Brot, Kartoffeln, Milchprodukten, Obst, Gemüse oder Fleisch verzehren.

Vitamine müssen zu einem großen Teil ebenfalls über die Nahrung aufgenommen werden, denn sie können vom Körper selbst nicht ausreichend gebildet werden.

Manche Vitamine gelangen als Vorstufen mit der Nahrung in den Körper und müssen dann in eine biologisch nutzbare Form umgewandelt werden.

Einige dieser Vitamine und deren Vorstufen lösen sich nur mit Wasser auf, deshalb nennt man sie hydrophil. Andere Vitamine benötigen fetthaltige Lösungsmittel, weshalb man sie als lipophil bezeichnet. Das ist einer der Gründe, warum Du ausreichend Wasser trinken und genügend gute Fette und Öle bei der Zubereitung Deiner Mahlzeiten verwenden solltest. Deshalb wird so viel über gesunde und ausgewogene Ernährung gesprochen, denn nicht in jedem Nahrungsmittel befinden sich automatisch auch alle Vitamine. Bei einseitiger Ernährung kann es im Laufe der Zeit zu einem Mangel an wichtigen Vitaminen kommen. Aus der Natur wissen wir, wie sich ein gestörtes Biotop auswirken kann. Teiche kippen, Ungeziefer nimmt überhand oder Bienen verschwinden. Im Körper ist das nicht anders. Wichtige Darmbakterien gehen verloren, von anderen gibt es ein ungesundes Zuviel. Körpersäfte wie Gallensaft oder Magensäure kommen ins Ungleichgewicht. Die „Schmierstoffe" in unseren Gelenken oder die Tränenflüssigkeit in den Augen erleiden Qualitätsverluste, werden in ihrer Funktion minderwertig.

Welche Vitamine in welchen Lebensmitteln enthalten sind, findest Du im Anhang in Tabelle 1.
Eine ausgesprochen wichtige Bedeutung für die Gesundheit und Funktionstüchtigkeit des Körpers hat das Vitamin D3. (1)
Vitamin D3 zählt zwar zu den Vitaminen, ist im Grunde aber ein Hormon.

Vitamin D3 – das Sonnenhormon

Nur 10 bis maximal 20% des benötigten Vitamin D3 gelangen über die Nahrung in unseren Körper, meist sogar weniger. Die wichtigsten dieser Nahrungsmittel sind Lebertran, frischer Wild- oder Zuchtlachs, Heringe und Sardinen, Morcheln, Shitake- oder Steinpilze, Margarine, Butter, Eigelb, Joghurt, Parmesan und Hartkäse. Es ist ziemlich offensichtlich, dass nicht viele der oben genannten Nahrungsmittel täglich auf unserem Speiseplan erscheinen.

Der Organismus ist also darauf angewiesen, aus seinem vorhandenen Provitamin D selbst Vitamin D3 herzustellen. Provitamin D (Dehydrocholesterol) entsteht im Körper bei der Cholesterinbildung. In der Haut muss dieses Provitamin D in das lebensnotwendige Vitamin D3 (Cholecalciferol) umgewandelt werden. Diese Umwandlung ist nur mit Hilfe von UV-B Strahlung möglich.

Man bezeichnet diesen Vorgang als Photosynthese.

Wieviel Vitamin D3 in der Haut hergestellt wird ist variabel und wird von verschiedenen Kriterien beeinflusst. Zu diesen Kriterien gehören die Art und Beschaffenheit benutzter Hautpflegemittel, die Jahres- und Tageszeit, geographische Breite und die individuelle Hautpigmentierung. Ein besonderes Problem stellen UV-Lichtschutzprodukte dar. Die in den letzten Jahren stark verbreitete Panik vor Hautkrebs durch die Sonne, insbesondere durch UV-Strahlung, hat zu einer irrationalen Anwendung von Sonnenschutzmitteln und übertriebener Angst vor der Sonne geführt.

Diese Tendenz macht es der Haut extrem schwer oder sogar un-möglich, ausreichend Vitamin D3 herzustellen.

Das aus Haut und Nahrung stammende Vitamin D (D2 und D3) ist für den Körper noch nicht brauchbar und muss deshalb weiter umgebaut werden. Es ist wie mit dem Kuchenteig, der noch kein Kuchen ist, bis er gebacken wird.

Diese Umwandlung geschieht in mehreren Schritten. In der Leber wird zunächst Calcidiol (25-Hydroxy-Vitamin-D3) hergestellt. Es handelt sich dabei um die im Blut nachweisbare Form von Vitamin D3, die auch „Speicherform" genannt wird. Auch diese ist noch nicht fertig „gebacken". Calcidiol gelangt schließlich in die Niere und wird dort in Calzitriol (1.25-Dihydroxy-Vitamin-D3) umgewandelt. Nun haben wir endlich unser aktives Vitamin D3, welches für mehr als 200 verschiedene Stoffwechselvorgänge dringend benö-tigt wird.

Was sind Stoffwechselvorgänge?

Zum Beispiel die Verdauung der Nahrung in allen ihren Schritten, die Erneuerung von Zellen und Geweben, die Heilung von Wun-den, die Gesunderhaltung der Knochen, das Herstellen von Ener-gie in unseren kleinen Zellkraftwerken oder das Funktionieren des Schlaf- Wach-Rhythmus. Es sind viele kleine „Handgriffe", die der Körper in jeder Sekunde tagein und tagaus leistet, und fast überall benötigt er Vitamin D dafür.

Neben vielen anderen Aufgaben, wie die Herstellung von Proteinen (Eiweiße), ist die Steuerung der Calciumaufnahme eine der Schlüsselfunktion des Vitamin D.

Vitamin D funktioniert jedoch nicht ohne einen guten Partner, und dieser Team-Partner heißt Vitamin K2.

Vitamin K2

Die Aufnahme von Vitamin K2 erfolgt einerseits durch die Ernährung, andererseits wird es von Bakterien produziert, die sich im Verdauungssystem befinden. Eine gute Darmgesundheit fördert also nicht nur optimale Verdauung und gute Immunabwehr, sondern trägt auch zu einer guten Versorgung mit Vitamin K2 bei.

Vitamin K2 kontrolliert das aufgenommene Calcium und gewährleistet, dass dieses zuverlässig an seinen Bestimmungsort transportiert und verwertet wird. Calcium wird überall gebraucht. So spielt das Vitamin K2 für die Gesundheit der Knochen, Gefäße, der Haut, für das Gehirn, das Herz und in der Prävention von Krebs eine maßgebliche Rolle. Auch zur Vorbeugung der Osteoporose, Gefäßverkalkung oder Verengung der Herzkranzgefäße darf es in unserem Organismus nicht fehlen. Neue Forschungen zeigen zudem gute Wirkungen bei chronischen Nierenleiden.

Besteht ein Vitamin D3 Mangel, der durch künstliche Zufuhr aus-geglichen werden muss, sollte die Gabe von Vitamin K2 nicht ver-gessen werden. Als Partner können die beiden Vitamine Ungleich-gewichte nicht vertragen.

Lebensmittel, die reich an Vitamin K2 sind, findest Du im Anhang in Tabelle 2.

(2,3,4)

Spurenelemente

Spurenelemente sind Mineralstoffe, die im menschlichen Organis-mus in einer Menge von weniger als 50 mg/kg Körpergewicht vor-kommen. Eine Ausnahme bildet Eisen mit ca. 60mg/kg Körperge-wicht.

Auch wenn wir nur wenige Spurenelemente benötigen, führt deren Fehlen zu empfindlichen Mangelerscheinungen, wie zum Beispiel bei Eisenmangelanämie oder der Jodmangel bei einer Schilddrü-senunterfunktion.

Für den Menschen sind Spurenelemente unbedingt nötig und soll-ten in einer ausgewogenen Ernährung nicht fehlen:

Chrom, Cobalt, Eisen, Jod, Kupfer, Mangan, Molybdän, Selen, Zink, Fluor, Silicium u.v.m.

Im Anhang zeigt Dir Tabelle 3 Lebensmittel, die viele Spurenele-mente enthalten. (5)

Energielieferanten

Kommen wir nun zu den Treibstoffen unserer Energieversorgung.

Kohlenhydrate

Kohlenhydrate sind unser hauptsächlichster Energielieferant.
Man unterscheidet zwei verschiedene Arten von Kohlehydraten, verdauliche und unverdauliche Kohlenhydrate. Sie liefern einen Großteil der von Dir benötigten Energie. Es gibt keine einzige Sekunde, in welcher der Körper keine Energie verbraucht. Selbst im Schlaf arbeiten Deine Organe weiter. Auch das Gehirn ist immer aktiv und benötigt Kohlenhydrate als seine wichtigste Energiequelle.

Laut der österreichischen Gesellschaft für Ernährung sollte mindestens 50% der täglichen Nahrung Kohlenhydrate enthalten.

Welche Nahrungsmittel zu den Kohlenhydraten gehören, kannst Du in der Tabelle 4 im Anhang entdecken.

(6,7)

Eiweiße

Eiweiße werden auch Proteine genannt. Sie bilden die Bausteine für alle unsere Organe, Muskeln, Knochen und Körperflüssigkeiten, kurzum für jede Zelle. Die Grundbausteine unserer Eiweiße sind die Aminosäuren. Je nachdem, wie die Aminosäuren zusammengefügt werden, entstehen unterschiedliche, für den Organismus „maßgeschneiderte" Eiweiße. Nur bei regelmäßigem Nachschub von Eiweißen kann unser Körper regeneriert und am Laufen gehalten werden.

Fehlen wichtige Aminosäuren und Eiweiße im Organismus, ist Krankheit und Fehlentwicklung vorprogrammiert.
Tierprodukte wie Milch, mageres Fleisch, Fisch und Eier, aber auch pflanzliche Nahrungsmittel wie Hülsenfrüchte, Nüsse und Soja sind typische Eiweißlieferanten.
(8)

Fette

Fette haben von allen Energielieferanten den höchsten Brennwert. Das bedeutet, dass sie uns den größten Anteil an Energie liefern, pro Gramm etwa doppelt so viele Kalorien wie Proteine oder Kohlenhydrate. Maximal 30 Prozent des täglichen Kalorienbedarfs sollten über Fette gedeckt werden.

Fett ist Träger von Geschmacks- und Aromastoffen, darum schmecken fetthaltige Nahrungsmittel so gut. Außerdem können die bereits erwähnten fettlöslichen Vitamine nur mit Hilfe von Fett verarbeitet werden. Fett ist also keinesfalls ungesund, sondern dient sogar der Verbrennung des unerwünschten Bauchfettes. Wichtig dabei ist zu wissen, dass Öle und Fette unterschiedliche Qualität haben. Ungesättigte und kaltgepresste Öle sind sogenannte gesunde Fette und sollten bei der Nahrungszubereitung den Vorzug haben.

Eine besondere Stellung nimmt das Kokosöl ein. Ihm wird vielseitige Wirkung nachgesagt, sowohl für den Stoffwechsel als auch zur Ausleitung von Schadstoffen aus dem Körper.

Eine Anleitung zum Ölziehen mit Kokosöl findest Du in Teil IV.

Mitochondrien

Was sind Mitochondrien?

Mitochondrien sind die „Kraftwerke der Zellen". Sie erzeugen Wärme und Energie. 80% des Sauerstoffs, den wir einatmen, wird von den Mitochondrien verbraucht.

Wozu?

Zur Herstellung der nützlichen Zellenergie, einem Molekül, das ATP (Adenosintriphosphat) genannt wird. Es entsteht, wenn die Mitochondrien in der Zelle Zucker, Fette und Eiweiße umwandeln. Zellen mit höherem Arbeitsaufwand und Energiebedarf (Muskel- und Leberzellen) verfügen dementsprechend über eine größere Anzahl von Mitochondrien. Zellen ohne Mitochondrien sterben sofort ab.

Trotz intensiver Forschung bleibt das Mitochondrium rätselhaft. Zum einen ähnelt es extrem dem Aussehen eines Bakteriums, zum anderen besitzt es eine eigene DNS, die ausschließlich von der Mutter stammt und auch nur von dieser an die nächste Generation weitergegeben werden kann. Dadurch verfügt jedes Mitochondrium über sein eigenes genetisches Erbgut, welches von der übrigen Zelle unabhängig ist. Mitochondrien sind extrem anpassungsfähig und können sich bei erhöhtem Energiebedarf unabhängig von der Zellteilung vermehren. Dieses Phänomen wird Spaltung genannt und ist durch genau dieses eigene Erbgut möglich. Zur Energiegewinnung gibt es im gesamten Organismus keine Alternative. Die Mitochondrien haben sozusagen das Energiemonopol. Man hat außerdem festgestellt, dass unser Altern mit den Mitochondrien zusammenhängt.

Wie altert die DNA der Mitochondrien?

Zum einen durch ihre ständige Spaltung und Teilung, zum anderen wegen ihrer zehnmal größeren Empfindlichkeit gegenüber freien Radikalen. Verschlechtert sich der Zustand der Mitochondrien, verliert der Körper seine einzige Zellenergiequelle, und seine Zellen können nicht mehr existieren, sie sterben.

Hier wird deutlich, wie wichtig eine ausgewogene Ernährung, reines Wasser, Bewegung an der frische Luft und Versorgung des Körpers mit Vitalstoffen ist, um oxidativen Stress und zu viele freie Radikale zu vermeiden.

(9)

Wasser

„Wasser ist das Blut der Erde."

Leonardo da Vinci

Die Bedeutsamkeit des Wassers wird in unseren Wertmaßstäben leider oftmals vergessen. Das liegt wohl daran, dass dieses kostbare Gut in unseren Breitengraden im Überfluss zur Verfügung steht. Das Wasser trägt alle Elemente für das Leben in sich und steckt voller Kraft und Energie, ist „grenzenlos".

In der Chemie bezeichnet man Wasser als eine anorganische Substanz (mineralische Substanz), die aus zwei Wasserstoff- und einem Sauerstoffatom besteht. Die außerordentliche Fähigkeit des Wassers, andere Stoffe zu lösen, ist eine wesentliche Komponente im menschlichen Organismus.

Viele Menschen machen sich zwar Gedanken über Ihre Ernährung, die wenigsten jedoch überprüfen Ihre Trinkgewohnheiten.
Zur Aufrechterhaltung des sehr umfangreichen und komplexen Flüssigkeitssystems in unserem Körper müssen wir jedoch ausreichend und regelmäßig Wasser trinken. Wasser ist zur Stabilisierung vieler Körpersysteme unentbehrlich.

Dazu zählen das:

- Zellwassersystem
- Zwischenzellwassersystem
- Blutsystem
- Lymphflüssigkeitssystem
- Gehirnwassersystem
- Rückenmarksflüssigkeitssystem

Dabei besteht jedes Flüssigkeitssystem aus unterschiedlichen Bestandteilen. Die Flüssigkeit in unseren Blutgefäßen darf nicht zähflüssig werden, wenn sie unseren optimalen Blutfluss sicherstellen soll. Andererseits können uns viele gefährliche Leiden aufgrund eines Gefäßverschlusses drohen.

Neben dem Blutsystem gibt es auch noch das Lymphsystem, das mit seiner Lymphflüssigkeit den menschlichen Körper tatkräftig beim Abtransport von Gift- und Schlackenstoffen hilft und so das Immunsystem stärkt.

(11, 13)

Neben seiner Reinigungs- und Spülwirkung weist das Wasser strukturbedingt noch viele weitere interessante Eigenschaften auf. Kannst Du Dich noch an die beinahe magische Faszination und Vorfreude erinnern, die Du als Kind empfunden hast, wenn der Winter zum ersten Mal wunderschöne Eiskristallbilder ans Fenster malte?

In dieser Form sind die H_2O-Moleküle (Wasser) in eine feste Kristallstruktur eingebunden. Diese mikroskopische Kristallstruktur löst sich erst bei sehr hohen Temperaturen wieder auf. Auch im Organismus kann man im Körperwasser Kristallstrukturen finden. Man bezeichnet diese als sogenannte „Cluster", dem „Gedächtnis des Wassers". Sie haben die Fähigkeit, Informationen zu transportieren und zu speichern, was uns sehr an Biophotonen erinnert.

Diese Eigenschaft bildet das Erklärungsmodell vieler alternativer Therapieverfahren. So werden zum Beispiel in der Homöopathie und in der Bachblütentherapie aus Pflanzenextrakten oder Mineralstoffen gewonnene Informationen übertragen, die als Wassermuster gespeichert werden. Je harmonischer die geometrische Ordnung des Wassers, desto höher die Qualität. Mitunter erklärt diese optimale Wasserstruktur auch den Effekt von Heilquellen, deren Heilwässer oftmals eine ganz spezielle kristalline Struktur aufweisen.

Die Botschaft des Wassers – Masaru Emoto

Der japanische Wissenschaftler Masaru Emoto beschäftigte sich 12 Jahre lang mit genau dieser kristallinen Struktur des Wassers und dessen Fähigkeit, Informationen zu speichern. Dabei befasste er sich insbesondere auch mit der Wasserqualität.

Da es keine zwei absolut identischen Schneeflocken gibt, schlussfolgerte Emoto, dass die Form der Kristallbildung und Kristallstruktur Aufschluss über die Wasserqualität geben müsse. Hässliche und missgebildete Kristalle könnten somit nur bei verseuchtem Wasser, schöne Kristalle nur bei reinem Wasser entstehen. Er begann damit, Wassertropfen in Petrischalen zu frieren und danach unter einem gekühlten Mikroskop vergrößert zu fotografieren. Die dabei entstandenen Kristallbilder bestätigten seine Theorie.

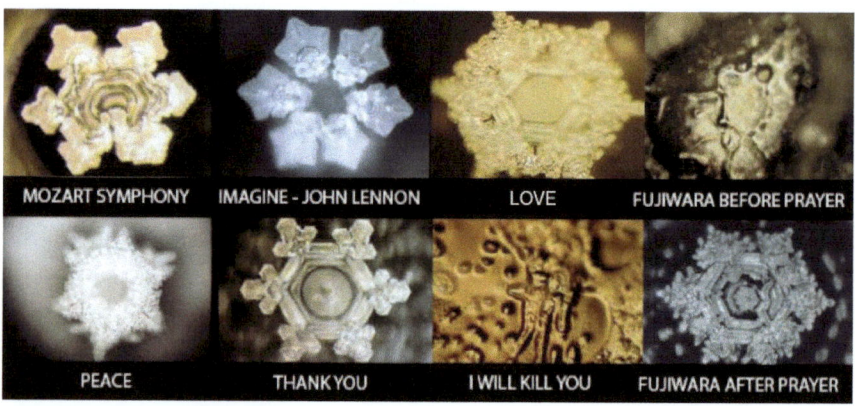

Abb.1, Wasserkristallbilder

Nachdem Emoto mit seinem Team unzählige Wasserproben untersucht hatte, wollte er auch herausfinden, welche Auswirkungen Musik, Worte, Gebete oder Gedanken auf die Kristallstruktur des Wassers haben. Dafür wurde destilliertes Wasser zwischen zwei Lautsprecher platziert und mit der jeweiligen Information beschallt. Dabei zeigten sich wunderschöne Kristallbildungen bei Musikstücken von Mozart oder Bach, hingegen deformierte bis kaum erkennbare Kristalle bei Beschallung mit Heavy Metall Musik. Ähnliches offenbarte sich bei der Beschallung des Wassers mit Worten. Worte wie „Liebe", „Danke", „schön", „Mutter Theresa" wiesen wunderschöne Strukturen auf. Bei den Worten „Hass", „Krieg", „Adolf Hitler", „Idiot" brachen die Kristalle in ihrer Struktur auseinander.

Dies beweist, dass Information Struktur verändert. Wenn wir uns jetzt zurückerinnern, zu welch großem Anteil unser Körper aus Wasser besteht und welche enorme Wichtigkeit der Wasserhaushalt in unserem System einnimmt, sollten wir vermutlich etwas aufmerksamer und bewusster dabei sein, mit welchen Informationen wir unseren Körper „füttern".

Tagtäglich werden wir durch Presse, Radio und Fernsehen mit Schreckensszenarien aus der ganzen Welt beschallt, ebenso vom täglichen Verkehrslärm. Aber auch Deine eigene Gedankenwelt ist bedeutsam.

Wie oft beschimpfst Du Dich selbst als „Depp" oder „dumm"?

Wie oft hörst Du Dich sagen, wie hässlich, wie dick, wie unzulänglich Dein Körper und damit Du selbst bist?

Ganz ehrlich: Solche oder ähnliche Gedanken hatte vermutlich schon jeder von uns.

Wie aber meinst Du, schauen dann die Wasserkristalle in Deinem Körper aus?

In der therapeutischen Praxis begegnen uns fast ausschließlich kranke Menschen, die Ihrem Körper tagein, tagaus sagen, wie schlecht er funktioniert, wie sehr er schmerzt und vieles mehr.

Wie soll der Körper in Reparatur gehen, wenn man ihn ständig auf Fehlerhaftigkeit programmiert?

Wir liefern ihm doch durch die eigenen negativen Einstellungen und Gedanken permanent Informationen oder besser gesagt Frequenzen, die GesundSEIN untergraben. Dies wird später noch ausführlicher erklärt.

Nachdem wir unsere Körperwasserkristalle mit negativer Information konfrontieren, können wir den Spieß auch umdrehen und aktiv positive Informationen einbringen, welche die Kristallstruktur harmonisiert.

Ein solches „Spießumdrehen" erfolgt zum Beispiel bei verschiedenen Frequenztherapien wie:

- Bioresonanz
- TimeWaver® Med
- Blu Room™
- COBIMAX® – Communikations-Biologische Matrix
- Phonophorese – Tonpunktur mittels Stimmgabeln.

Als Frequenz bezeichnet man in der Physik eine Schwingung pro Zeiteinheit. Die moderne Wissenschaft weiß mittlerweile, dass jede Substanz und alles was lebendig ist, ein spezielles, eigenes Schwingungsmuster besitzt. Wir alle sind ein miteinander verbundenes System von Schwingung (Frequenz). Du besitzt ein Handy und bist mit Deiner Telefonnummer überall auf der Welt zu erreichen. Ebenso bist du mit der persönlichen Frequenz Deines Körpers niemals gleich mit einer anderen Person, genauso wenig wie die Schneeflocke. Die oben erwähnten neuen Methoden der Frequenzmedizin berücksichtigen diesen Aspekt und erlauben Therapien, die mit Dir als einzigartiges System arbeiten, und zwar auf allen Ebenen. Zu diesen Therapiesystemen gehört auch der Blu Room™, der in Teil II dieses Buches noch eingehend besprochen wird.

(12)

Teil II: Frequenzmedizin – Mythos oder Zukunft

Alles ist Frequenz

„Es gibt keine Materie an sich. Alle Materie entsteht
und besteht nur durch eine Kraft, welche die Atomteilchen
in Schwingung bringt und zusammenhält.
Da es im Weltall aber weder eine intelligente noch
eine ewige abstrakte Kraft gibt, müssen wir hinter
dieser Kraft einen bewussten intelligenten Geist annehmen.
Dieser Geist ist der Urgrund aller Materie."
(Max Planck)

Alles im Universum schwingt, ebenso auf der Erde. Jedes Wort, jeder Gedanke, jede Handlung ist Schwingung.

Du erinnerst Dich an Emotos Wasserkristalle im vorangegangenen Kapitel?

Nichts ist starr. Auch nicht die Gegenstände, die Du für leblos hältst. Jedes Ding besteht aus Atomen, Elektronen, Protonen, Quanten und alle sind in Bewegung, in Schwingung. Ist etwas starr, dann zerbricht es. Das betrifft nicht nur die sogenannten „leblosen" Gegenstände, sondern auch Dich. Dein Körper schwingt ein Leben lang. Alles in ihm wird durch Frequenz gesteuert und alles in ihm ist Frequenz. Wenn er nicht mehr schwingt, stirbt er, zerfällt, vergeht. Aber auch Dein Geist, Deine

Seele, Deine Gedanken sind Frequenz. Erstarren Deine Gedanken, Deine Meinungen, Deine Anschauungen oder Deine Lebensumstände, dann wirst auch Du zerbrechen. Wir kennen Aussagen wie „ein gebrochenes Herz" oder „starrköpfig".

Ob das Zünglein an der Waage sich in unserem Leben für KrankSEIN oder GesundSEIN entscheidet, hängt sehr maßgeblich von unseren Frequenzen ab. Was Du denkst, bist Du. Die Frequenzen, die Du konsumierst, zu denen wirst Du werden. Das aktive Beeinflussen von Frequenzen, ihre Harmonisierung oder Umstimmung sind Schlüssel anhaltender Gesundheit und Heilung.

Frequenzmedizin basiert auf quantenphysikalischen Erkenntnissen und deren praktischer Umsetzung auf dem Anwendungsgebiet natürlicher Bioregulation.

Zur Erhaltung des Lebens fließen gleichbleibende, korrekte Frequenzen als Informationen durch jede Zelle. Werden diese komplexen Informationen verzerrt, verändert oder negativ beeinflusst, stört dies die Ordnung und erzeugt Krankheit. Gesundheit beinhaltet optimale Ordnung durch richtige Information. Optimale Regulation besteht darin, die Ordnung durch Informationsveränderung am rechten Ort und zu rechten Zeit wiederherzustellen. Es geht also immer um Zellkommunikation. Das ist der Ansatz der Frequenzmedizin.

Nachfolgend stellen wir Dir jene Systeme aus der Frequenzmedizin vor, die wir bei unserer therapeutischen Arbeit favorisieren.

Bioresonanztherapie

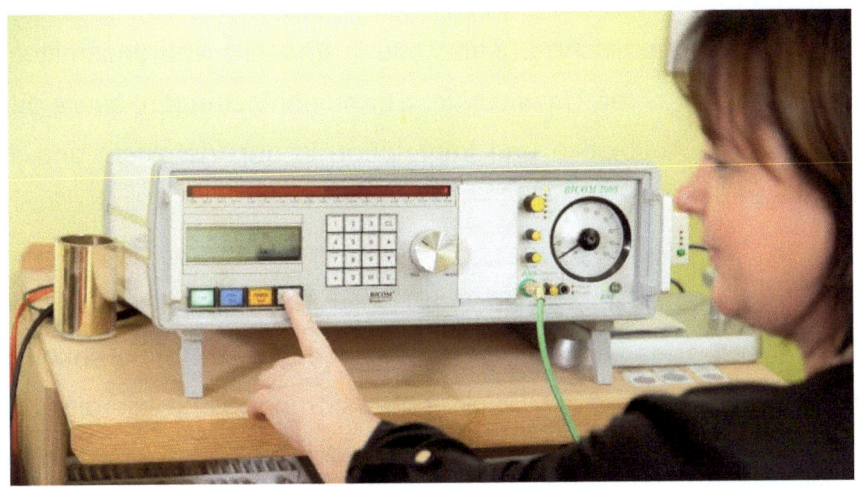

Bei der Bioresonanzbehandlung handelt es sich um ein spezielles Diagnose- und Therapieverfahren, basierend auf Erkenntnissen in der Quanten- und Biophysik. Wegen ihrer großen Anerkennung durch Patienten mit sehr positiven Erfahrungen, ist sie inzwischen geduldet, jedoch von der derzeit herrschenden Lehrmeinung noch nicht akzeptiert.

Mittels Bioresonanzverfahren können in vielen Fällen versteckte und tieferliegende Ursachen von Symptomen oder Erkrankungen gefunden werden. Diese dienen als Grundlage der Behandlung. Bei der Bioresonanzmethode handelt es sich um eine sanfte Therapieform.

Menschen der Gegenwart sind mit zahlreichen Belastungen konfrontiert: chemische Zusatzstoffe in unseren Nahrungsmitteln und im Trinkwasser, Umweltgifte, Strahlenbelastungen, sowie der Einsatz von Antibiotika und Impfstoffen in der Viehzucht und in Düngemitteln.

Alle diese Belastungen bringen bei vielen Patienten das Fass zum Überlaufen. Dies zeigt sich in Form von unklaren Befindlichkeits-störungen, chronischer Müdigkeit, Sehstörungen und Allergien bis hin zu chronischen Störungen und schwerwiegenden Krankheits-bildern.

Bei Patienten mit gleichen Krankheits- oder Beschwerdebildern finden wir meist vollkommen unterschiedliche Ursachen, was standardisierte Therapieansätze der Schulmedizin immer mehr in Frage stellt. Leider ist es mit den herkömmlichen Methoden oft nicht möglich, eben diese unterschiedlichen und individuellen Ursachen zu erfassen und ein maßgeschneidertes Therapiekon-zept zu finden. Hier setzt die Bioresonanzmethode an.

Phonophorese – Tonpunktur mittels Stimmgabeln

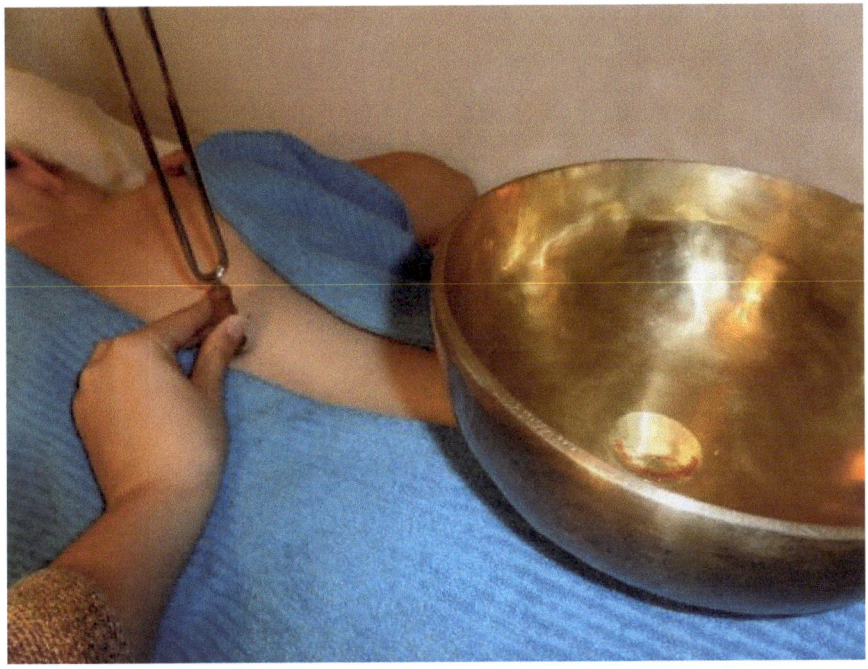

Wir sagten bereits, dass alles im Universum reine Schwingung ist, auch unser Körper, jedes Molekül, jede Zelle, jedes Gewebe, jedes Organ. Auf diesem Wissen basieren viele Therapien.

Bei der Phonophorese, auch Tonpunktur genannt, wird der Körper beispielsweise von außen mittels Stimmgabeln in Schwingung versetzt. Ist der Mensch auf der Körperebene und/oder auf der Geistebene „verstimmt", kann das Aufsetzten verschiedenster

Stimmgabeln auf bestimmte Akupunkturpunkte, Meridiane, Reflexzonen und Chakren den Körper anregen, seine Blockaden loszulassen. Im Ergebnis kann der Organismus seine individuell „richtige" Körper- und Zellschwingung wieder annehmen, wie bei einem Musikinstrument, das man stimmt. Da der menschliche Körper, wie bereits im Kapitel über das Wasser beschrieben, zu einem großen Anteil aus Flüssigkeit besteht, kann er Schwingungen sehr gut aufnehmen und weiterleiten. Tonpunktur unterstützt die Selbstheilung ausgezeichnet.

Anwendungsbereiche:

- zur Unterstützung schulmedizinischer Behandlungen
- bei Nervosität und innerer Unruhe
- bei Dauerstress und Druck
- Burnout-Symptomatik
- bei Schlaflosigkeit
- bei Missempfinden im Kopfbereich oder anderen Körperstellen
- zum Lösen von energetischen Blockaden

TimeWaver® Med

Der TimeWaver® Med gehört zur Informationsfeldmedizin und ist ein computergestütztes bioenergetisches Analyse- und Behandlungssystem. Von der Schulmedizin wird er bis heute nicht offiziell anerkannt, obwohl sein Prinzip aus der Weltraummedizin stammt.

Seine Funktionsweise beruht auf der Quantenfeldtheorie nach Burkhard Heim, einem deutschen Physiker. Mit Hilfe des TimeWaver® können viele Ursachen für anhaltende Gesundheitsstörungen gefunden und ausbalanciert werden.

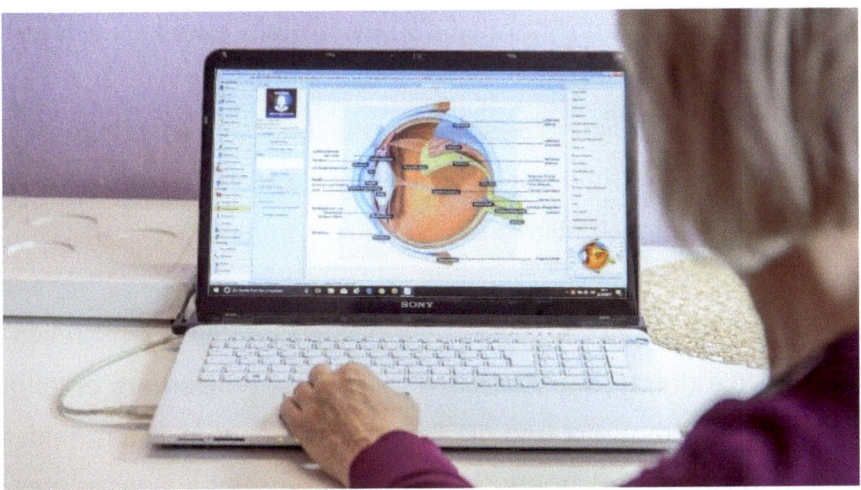

QRM – Quantenresonanz Magnetische Analyse

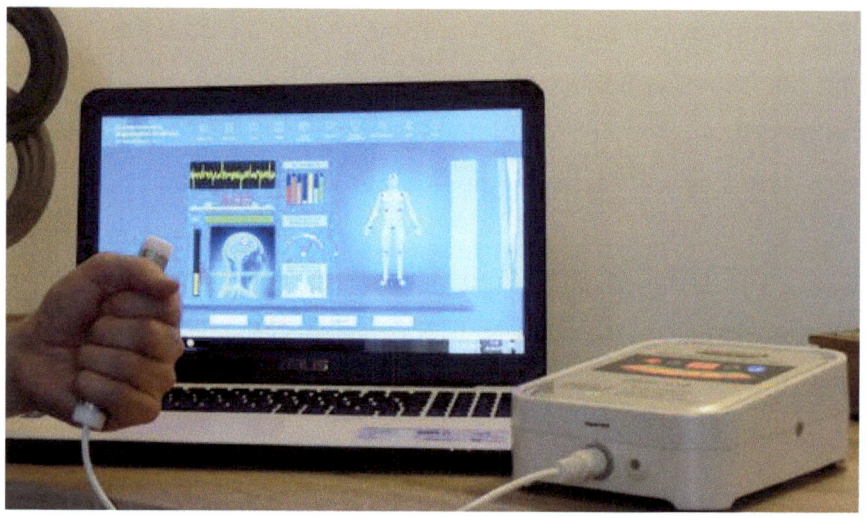

Beim QRM-Analysator handelt es sich um ein ebenfalls aus der Raumfahrt stammendes Analyseverfahren, das mit der Quantenmedizin als theoretische Basis moderne Elektronik verwendet, um das magnetische Feld von menschlichen Zellen zu messen und Daten für wissenschaftliche Analysen zu sammeln.

Der QRM-Analysator analysiert die elektromagnetischen Wellensignale, die durch jede Zelle des menschlichen Körpers erzeugt werden. Die Frequenz und die Energie der magnetischen Felder des menschlichen Körpers lassen sich über einen Sensor messen, und über einen Resonanzvergleich werden Abweichungen von den Normwerten erkannt. So ist es möglich, Informationen über Mängel, Überschuss, Stress, Blockaden und Belastungen unseres Systems auf der Regulations- und Energieebene des Körpers sehr schnell zu ermitteln.

Die Messung ist schmerzfrei und nicht invasiv. Es ist also keine Blutabnahme erforderlich.

Durch die QRM-A-Messung werden in kurzer Zeit mittels stabförmigem Sensor (Handelektrode) über 250 Parameter gemessen, sortiert in verschiedene Themenbereiche, und in einem Protokoll angezeigt.

COBIMAX® – Communikations-Biologische Matrix

COBIMAX® bezeichnet ein „Kommunikations- und Therapiewerkzeug", welches es ermöglicht, bei vollem Wachbewusstsein in tiefere Bewusstseinsebenen, wie Unterbewusstsein und Zellbewusstsein, vorzudringen. Diese Form der Interaktion auf energetischer Ebene ermöglicht es, Fehlfunktionen auf der Zell- und Organebene zu erkennen und gleichzeitig zu korrigieren. Dabei sind schädliche Emotionen wie Angst, Wut, Hass, Neid, Zorn, Eifersucht und damit verbundenen Stressfaktoren, die den Körper stark übersäuern, häufig Ursachen für krankSEIN, die mit COBIMAX® einfach und schnell positiv beeinflusst werden können.

Wenn man sich die einzelnen Gehirnareale des Menschen als ein Schaltgetriebe vorstellt, dann ist unser Wachbewusstsein gleichzusetzen mit dem „ersten langsamsten Gang". COBIMAX® hingegen läuft in einer Hirnwellenfrequenz ab, die dem „vierten Gang" entspricht.

COBIMAX® hat eine Vielzahl positiver Einflüsse auf:

- Aktivierung der Selbstheilungskräfte
- Stressabbau
- Reduktion/Abbau von Ängsten, Kummer, Wut, Trauer, Zorn und emotional traumatische Erlebnisse
- Allergien
- chronisches Müdigkeitssyndrom
- Nikotinabhängigkeit
- Ausleitung von Giften und Schwermetallen
- Abbau von Depression und emotionalem Ungleichgewicht
- u.v.m.

COBIMAX® ermöglicht es, an der Unterbewusstseinsebene des Kleinhirns anzudocken und dort Einfluss auf unseren sogenannten Ultraviolett-Lichtkörper zu nehmen. Dieser wiederum aktiviert die körpereigenen Selbstheilungskräfte. Deshalb ist COBIMAX® hervorragend geeignet zur Kombination mit dem Blu Room™.

COBIMAX® wurde von Bernd Laudenbach entwickelt, indem er ein Wissen verfeinerte und für die moderne Welt anwendbar machte, welches Naturvölker wie die Aborigines schon seit Jahrtausenden praktizieren.

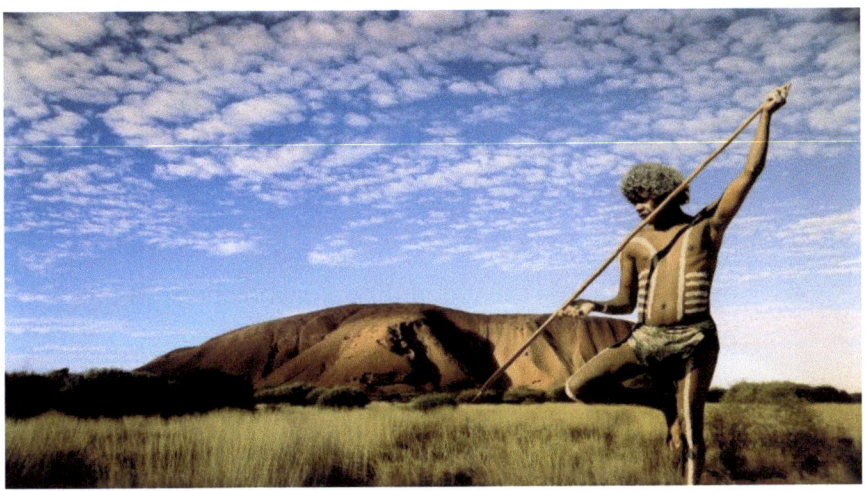

Abb. 2, Aborigine

Blu Room™

Der Blu Room™ ist eine neue Form natürlicher Bioregulation. Durch den Einsatz lichtenergetischer Frequenzen können sowohl Selbstheilungkräfte angeregt als auch empfohlene Therapien in ihrer Wirksamkeit unterstützt werden.

Nutzer berichten über eine Vielfalt persönlicher Beobachtungen und Wahrnehmungen, einschließlich:

- Außergewöhnlich tiefe Entspannung
- Verbessertes Schlafverhalten
- Regulierung des Stuhlgangs
- Linderung depressiver Verstimmungen
- Schnellerer Genesungsprozess
- Linderung von körperlichen Schmerzen
- Erleichterung bei Ängsten
- Erleichterung bei geistigem und körperlichem Stress
- Steigerung des Wohlbefindens
- Erhöhte Kreativität und Freude, u.v.m.

Dr. Budzynski und andere Biofeedbackforscher haben festgestellt, dass ein Mensch im Theta-Zustand Veränderungen im Verhalten sowie Umprogrammierung von negativen Glaubenssätzen und Gefühlen sehr viel leichter und schneller erreichen kann. Dies wiederum ermöglicht einem Organismus Selbstheilung. Reparaturbefehle und Neuprogrammierungen gehen direkt ins Unterbewusstsein, werden dort als wahr akzeptiert und können von da an positiv wirken. Probleme werden also an der Wurzel, tief im Unterbewusstsein bearbeitet und nicht mit dem Verstand, der kaum Zugang zum Unterbewusstsein hat.

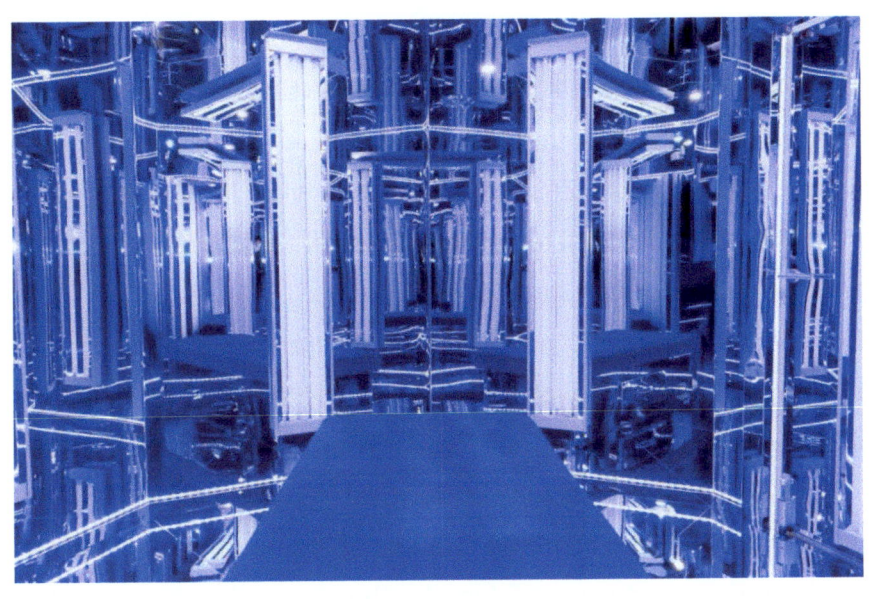

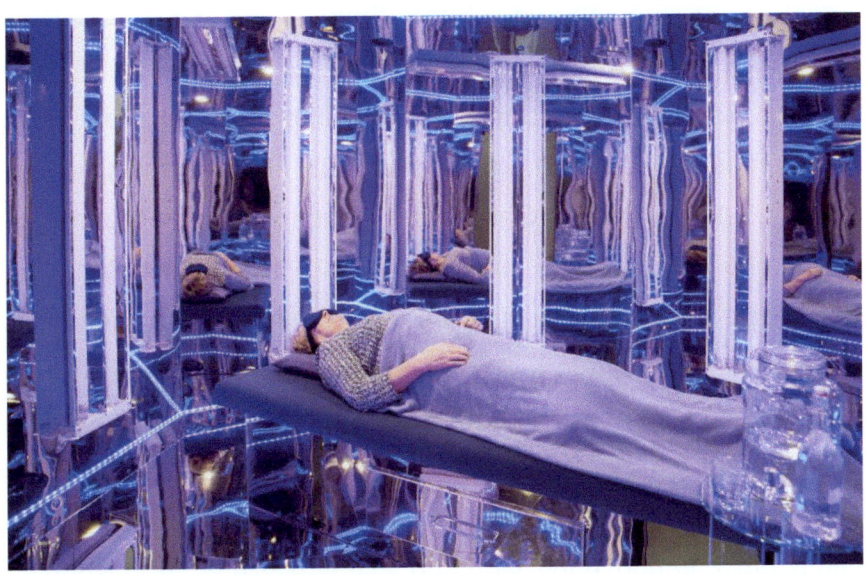

Überdies bemerkte Budzynski, dass im „Theta – Zustand" „Super-learning" möglich ist, also enorme Mengen an Stoff in sehr kurzer Zeit gelernt werden kann. Grund hierfür ist eine „Gehirnsynchroni-sation", die im Theta Zustand hergestellt wird. Im Gegensatz zu zahlreichen Meditationstechniken geschieht dies im Blu Room™ häufig blitzschnell und ganz ohne Training.

Befinden wir uns im „Theta - Zustand", haben wir Zugang zum Unterbewusstsein, in welchem verborgene destruktive Program-mierungen gespeichert sind. Einige Therapieformen nutzen den „Theta - Zustand", um solche unbewussten und häufig begrenzen-den Programme der Kindheit und des späteren Lebens gezielt zu löschen. Wegen der nachfolgend näher beschriebenen zusätzli-chen Wirkungen des Blu Room™ können diese löschenden Effekte sogar spontan und sofort auftreten.

Die Blu Room™-Technologie entfaltet ihre Wirkung durch eine einzigartige Komposition aus blauen LED, schmalbandigem UV-Licht (UV-B), spezieller Geometrie, Lichtphysik und Regenerati-onsmusik. UV-Strahlung, umgangssprachlich ultraviolettes Licht, ist für den Menschen unsichtbare elektromagnetische Strahlung. Im Blu Room™ wird lediglich ein schmaler Anteil des UV-Lichts genutzt. Dabei geht es nicht um die Strahlenwirkung des UV-Lich-tes, sondern um die Atmosphäre, die durch die besondere Raum-geometrie entsteht. Diese Atmosphäre bleibt auch dann bestehen, wenn die Lampen nach wenigen Minuten wieder abgeschaltet werden. Dadurch gelingt ein extrem schneller Übergang in den Theta-Zustand.

Die im Blu Room™ erzeugten Frequenzen interagieren mit den körpereigenen Frequenzen jedes Nutzers und erzeugen eine Art „Fingerabdruck" des Energiekörpers der im Raum befindlichen Person

Effekte des Blu Room™

1. Effekte des Theta-Zustands: Theta / 4–8 Hz:

Tiefe Entspannung, Schläfrigkeit, meditativer „Dämmerzustand" zwischen Wachen und Schlafen, REM-Phase, starke Beruhigung des Körpers, der Gefühle und Gedanken, außergewöhnliche mentale Klarheit, verbunden mit einem Gefühl spiritueller Kraft, lebhafte Bilder, Kindheitserinnerungen, Zugang zum Unterbewusstsein und zu verborgenem Wissen, Kreativität, PSI-Erfahrungen.

Tiefe Entspannung fördert außerdem die Weitstellung der Gefäße und erleichtert die Durchblutung des gesamten Körpers und des Gehirns. So erreichst Du auf natürliche Art und Weise eine gehobene Stimmung, die sich heilsam auf den gesamten Körper auswirken kann. Viele Blu Room™-Nutzer beschreiben, dass sie während ihrer Sitzung große Klarheit und befreiende innere Ruhe erlebt haben.

2. Positive Effekte des UV-Lichtes:

UV-Strahlen helfen dem Körper, natürliches Vitamin D3 zu bilden, das Immunsystem anzukurbeln und die Produktion wichtiger Schutzstoffe gegen Krebserkrankungen, Diabetes und Osteoporose zu stimulieren. Außerdem beeinflusst es die biologische Uhr, die unseren Tag-Nacht-Rhythmus reguliert. Durch die milde und selektive UV-Einwirkung im Blu Room™ werden viele Hormone entsprechend in Gang gebracht und können helfen, beispielsweise den Blutdruck und den Cholesterinspiegel in die optimalen Normbereiche zu senken. UV-Licht kann Mikroorganismen wie Bakterien töten, Zellmembranen durchdringen und deren DNA zerstören. Deshalb wird es auch für Sterilisation und Desinfektion eingesetzt.

3. Effekte der Atmosphäre:

Die Erfahrungen im Blu Room™ sind von Fall zu Fall unterschiedlich, weil wir alle einzigartige Wesen sind. Viele Menschen beschreiben einen leicht gelösten Zustand von Ruhe und Frieden. Eine häufig beobachtete Wirkung kann die Befreiung von Schmerzen und die Besserung depressiver Zustände sein. Einige erfahren einen Perspektivenwechsel oder spirituelle Erkenntnisse. Andere berichten von tiefgreifenden Verbesserungen ihres Gesundheitszustandes. Wieder andere genießen im Blu Room™ einfach die erfrischende und kraftspendende Pause von ihrer täglichen Routine. Wie Du persönlich den Effekt einer Blu Room™-Sitzung erfahren wirst, wird auch durch Deine Individualität beeinflusst.

4. Effekte der Musik:

Du kennst ja die Situation, wenn du im Stau stehst und eigentlich sauer werden willst. Genau in diesem Moment wird im Radio Dein Lieblingslied gespielt und schon ist die ganze Sache nur noch halb so schlimm.

Musik ist eben auch Frequenz und hat eine enorme Wirkung auf unsere Stimmung. Es gibt Musik, die uns fröhlich und lustig macht, und tanzen lässt. Es gibt aber auch Musik, die uns traurig oder aggressiv werden lässt. Da Du erfahren hast, dass Frequenzen Informationen tragen, verstehst Du sicher, weshalb Musik solche Effekte auf uns hat. Darauf basiert der Einsatz von gesundheits- fördernden Musikfrequenzen bei heutigen Therapieverfahren.

Auch im Blu Room™ werden daher Musikfrequenzen genutzt.

5. Effekte des Blu Room™-Wassers:

Du hast ja erfahren, dass Wasser Informationen aufnimmt. Daher können alle soeben beschriebenen Effekte mit ihren Frequenzen auf Wasser gespeichert werden. Das ist der Grund, warum wir Wasserflaschen mit in den Blu Room™ geben. Dieses Wasser kann einerseits die Ausleitung von Schadstoffen aus dem Körper beschleunigen und andererseits die positive Wirkung der Blu Room™-Sitzung verlängern. Deshalb wird dieses Wasser wäh- rend des Nachruhens getrunken.

Eine Notiz am Rande: Blu Room™-Wasser ist auch gut für Tiere, was nachfolgende Geschichte belegt.

Tiere und der Blu Room™

Ein Landwirt, der wegen eigener körperlicher Probleme die Praxis aufsuchte, erwähnte beiläufig, dass er Probleme mit seinen trächtigen Kühen und Kälbern habe. Es gab viele Fehlgeburten und die neugeborenen Kälber litten häufig unter schweren Durchfällen. Da er selbst den Blu Room™ nutzte, empfahlen wir ihm, etwas Blu Room™-Wasser für seine Tiere mit nach Hause zu nehmen.

Warum?

Tiere und Tierhalter sind eng miteinander verbunden. Während unser Bauer den Blu Room™ nutzt, übernimmt sein Wasser seine persönlichen Frequenzen zur Anregung der Selbstheilung. Durch die enge Verbundenheit wirken diese oft auch gut für seine Tiere. Er beherzigte diesen Rat gern und verabreichte den kleinen Kälbern sowie den trächtigen Kühen regelmäßig sein Blu Room™-Wasser. Dafür fügte er ein bis zweimal in der Woche etwa 2 cl (20 ml) seines Blu Room™- Wassers dem Trinkwasser seiner Tiere bei.

Bereits nach sechs bis acht Wochen berichtete er freudig, dass die oben beschriebenen Probleme verschwunden seien.

Auch bei Hunden und Katzen konnten wir gute Erfolge beobachten.

Teil III: Fallbeispiele aus der täglichen Praxis

Vom KrankSEIN und GesundSEIN

Im ersten Teil dieses Buches haben wir die Grundpfeiler des Lebens eingehend besprochen. Eine Besonderheit des Blu Room™ scheint es zu sein, auf vielen Ebenen zugleich genau diese Grundpfeiler zu bedienen und störende Frequenzen sehr wirksam auszugleichen.

Der Blu Room™ ist deshalb für uns das Herzstück unserer Therapiekonzepte, weswegen wir uns in den nachfolgenden Fallbeschreibungen besonders auf Erfahrungen aus dem Blu Room™ konzentrieren.
Gleichzeitig erklären wir anhand der beschriebenen Fälle die Mechanismen und Zusammenhänge, die zur Selbstregulierung beitragen und so einen Wechsel vom KrankSEIN zum Gesund-SEIN erlauben.

Alle nachfolgend erwähnten Personen wurden aus datenschutz-rechtlichen Gründen nicht mit ihrem wahren Namen genannt. Briefe und Zitate sind jedoch Originaltexte.

Beginnen wir nun mit der interessanten Geschichte von, nennen wir sie Johanna.

Ich bin nicht mehr die, die ich war

Johanna (55) schrieb:

„Eher beiläufig erwähnt, sagte ich vor kurzem: ‚ich bin nicht mehr die, die ich vor einem Jahr war‘.

Ich war selbst überrascht, was ich da sagte, doch es stimmt. Die Veränderung kam sanft und beständig innerhalb dieser letzten 12 Monate mit den wunderbaren Besuchen im Blu Room™ von BluRelax.

Hypokrates hat vor Behandlungen seine Patienten gefragt: ‚Bist Du bereit das aufzugeben, was Dich krank gemacht hat?‘
Für mich ist es inzwischen die wichtigste Frage für dauerhafte Gesundung.

Es ist nicht einfach ‚aufzugeben‘, denn dann passiert natürlich Veränderung.
Wollen wir das? Plötzlich ist vieles anders?
Damit können wir meist nicht gut umgehen und das macht uns eher ein wenig Angst ...“

Was Johanna mit ihrem Brief zum Ausdruck bringen will ist, dass Krankheit, so merkwürdig das auch klingen mag, immer auch einen Gewinn in sich trägt.

Johanna hat natürlich ihre persönliche Geschichte und wird sehr wohl wissen, worauf sich ihre Aussage bezieht. Darauf möchten wir gar nicht näher eingehen. Viel interessanter ist die tiefe Wahrheit, die sich in ihrem Brief verbirgt.

Warum geht GesundWERDEN beziehungsweise GesundSEIN mit Aufgeben und Veränderung einher?

Was sind Krankheitsgewinne?

- Ich werde umsorgt, man kümmert sich um mich.
- Meine Kinder kommen jetzt regelmäßiger als früher zu mir.
- Mein Mann/meine Frau ist wieder so aufmerksam wie am Anfang.
- Ich muss all die viele Arbeit nicht mehr alleine machen.
- Vielleicht kann ich ja pensioniert/berentet werden.
- Wenn ich krank bin, wird mich mein Mann/meine Frau nicht verlassen.

Eine Frau aus unserer Praxis hat dieses Bedürfnis, nicht verlassen zu werden, so weit getrieben, dass sie ihren linken Arm verlor.

Warum?

Sie schnürte ihren Arm jede Nacht ab, um tagsüber wegen starker Schmerzen von ihrem Mann umsorgt zu werden. Sie wusste, dass er eine Freundin hatte und sie verlassen wollte. Sie war weder in der Lage, ihren Mann loszulassen noch ihre Angst vor dem Verlassenwerden zu überwinden. Sie wählte stattdessen emotionale Erpressung, die sich letztendlich gegen sie selbst richtete, als der Arm schließlich amputiert werden musste.

Dieser Fall ist ausgesprochen extrem, dennoch begegnet uns dieses Hintergrundmotiv (Krankheitsgewinn) in stark abgeschwächter Form im Grunde bei fast jeder Erkrankung.

Um wirklich ins GesundSEIN zu gehen ist es wichtig, sich auf Veränderungen einzulassen, so wie es auch Johanna mutig getan hat.

Alle Regulationstherapien sind immer nur Anstöße für Körper und Geist. Ist die Seele bereit, diese Impulse konstruktiv aufzunehmen, kann Heilung geschehen. Gleichzeitig ist HeilSEIN immer mit innerer Bereitschaft verbunden. Wir sind uns natürlich bewusst, dass kranke Menschen oft nicht in der Lage sind, diese Zusammenhänge zu sehen. Diese sichtbar zu machen ist eine ausgesprochene Besonderheit des Blu Room™.

Warum?

Weil der Blu Room™ alle Ebenen des Körpers erreichen kann. Sowohl unsere Emotionen, unsere Blockaden, unsere Willenskraft als auch unsere unbewussten Ängste werden berührt.

Ein emotional sehr berührender Fall von Überwindung verborgener Ängste ist Paul.

Keine Angst mehr zu fallen

Paul ist ca. 30 Jahre alt und durch ein Geburtstrauma körperlich behindert. Obwohl seine behandelnden Ärzte immer wieder darauf hingewiesen haben, dass Paul eigentlich an Krücken laufen können müsste, gelang ihm Fortbewegung außerhalb des Rollstuhls nur am Treppengeländer und wenn er gestützt wurde. Bei seinem ersten Blu Room™-Besuch in Weimar haben wir ihn mit den Rollstuhl bis vor die Blu Room™-Tür gebracht. Er fürchtet sich auch, diesen alleine zu nutzen, weshalb sein Vater gemeinsam mit ihm hineinging. Bereits nach drei aufeinander folgenden Sitzungen signalisierte Paul, dass er nun allein im Blu Room™ sein möchte. Nach fünf Sitzungen legten wir eine Pause ein und Paul besuchte uns wieder nach etwa vier Wochen. Dieses Mal kam er bereits ohne Rollstuhl, nur mit Krücken!
Freudestrahlend sagt er:
„Ich habe jetzt keine Angst mehr zu fallen."
Dieser Fall demonstriert auf wunderbare Weise das sanfte Auflösen verborgener Ängste mit großer Wirkung. Aber nicht immer geht es bei Angst automatisch um Krankheit, sondern manchmal einfach nur um permanenten Stress.
Wie ist das gemeint?

Dauerstress und das angstbesetzte Unvermögen, diesen zu beenden, erschöpft den Körper und blockiert den Antrieb und die Lebensfreude.

Ähnliches offenbarte sich auch in den Brief, den Petra schrieb.

Erschöpfung oder Winterblues?

„Liebes Blu Room™-Team!

Ich möchte meine Erfahrungen im Blu Room™ mit anderen teilen:

Nachdem ich im Herbst 2016 meine ersten Termine im Blu Room™ hatte, war ich danach so erschöpft und müde, dass ich an eine gegensätzliche Wirkung dachte.
Ich wollte den Winterblues entgegenwirken, aber ich konnte vor Müdigkeit meine Augen kaum offen halten. Nach ca. 10 Tagen konnte ich dann erstmals merken, dass meine Energie zunahm und mein Schaffensdrang und meine Stimmung sich während wei-terer Blu Room™ Termine ungemein verbesserten. Von Müdigkeit keine Spur mehr.
Die Blu Room™ Besuche haben mein seelisches Wohlbefinden nachhaltig verbessert!

Liebe Grüße!
Petra H. "

Unsere liebe Petra hatte sechs Blu Room™-Sitzungen binnen vier Monaten.

Ohne näher auf Details einzugehen, wissen wir von Petra, dass sie sehr leistungsorientiert ist und einen großen Anspruch auf Perfektion bei ihrer Arbeit, aber auch im Familiengeschehen an sich selbst stellt.

Aus unserer Praxiserfahrung kennen wir dieses Muster als klassische Einstiegspforten ins Burn-out-Syndrom.

Was ist ein Burn-out-Syndrom?

Ganz einfach ausgedrückt, eine totale Erschöpfung. Diese Art der Erschöpfung äußert sich nicht nur körperlich, sondern auch geistig-seelisch. Der eigene Energie- und Leistungspegel sinkt extrem ab, und selbst einfachste Alltagsanforderungen erscheinen als unüberwindliche Last.

Unsere Erfahrungen mit dem Blu Room™ zeigen, dass gerade Menschen mit solchen Burn-out-Symptomen außergewöhnlich gut vom Blu Room™ profitieren.

Bei Petra stand die tiefe Erschöpfung und Müdigkeit im Vordergrund, sodass sie zunächst mit sehr viel Schlafbedürfnis reagierte. Der Körper erkannte im Blu Room™, was für ihn zur Regeneration am wichtigsten war: Ruhe, Schlafen und Entspannen. Auf diese Weise war er am schnellsten in der Lage, sich zu erholen und neue Energie zu gewinnen.

Du hast ja eingangs gehört, dass diese Energie in den Mitochondrien erzeugt wird. Während Petra „Schlafen gelegt" wurde, konnte der Körper die neu gewonnen Energie in die richtigen Bahnen lenken.

Für Petra wäre es nach ihrer Erholungsphase jetzt wichtig, nicht nur weiterhin in den Blu Room™ zu kommen, sondern auch Veränderungen in ihrem Alltag einzuleiten, um neuen Dauerstress zu vermeiden.

Ein gutes Beispiel dafür ist unser nächster Fall, nennen wir sie Margit.

Das Zepter übernehmen

Margit wurde schon längere Zeit wegen vieler verschiedener Beschwerden in der Praxis therapeutisch begleitet. Die Symptome waren sehr unterschiedlich und wechselhaft. Durch die Gespräche war bekannt, dass auch Margit extremen Stress hatte. Ihr fehlte familiäre Unterstützung, und sie trug die Last bei der Bewirtschaftung des Bauernhofs überwiegend allein. Dennoch fiel es ihr schwer, einen Zusammenhang zwischen den Symptomen und ihrem Stress zu erkennen. Deshalb empfahlen wir zur Unterstützung den Blu Room™-Besuch.

Sieben Behandlungen im Blu Room™ beendete sie zunächst enttäuscht, da Margit keine Verbesserung ihrer Beschwerden feststellen konnte. Bei ihrer nächsten Vorstellung in der Praxis berichtete sie jedoch von den einschneidenden Maßnahmen, die sie in ihrem häuslichen Umfeld konsequent eingeleitet hatte. Sie forderte Unterstützung bei der Arbeit ein und setzte diese auch durch. Außerdem entledigte sie sich überflüssiger Verantwortungen, die ihr schon längst keine Freude mehr machten.

Das heilsamste Ergebnis in diesem Prozess war jedoch, dass sie erstmals in ihrem Leben sehen und zugeben konnte, wie überfordert sie war. Damit hatte sie einen Punkt wahrer Heilungschance erreicht.

Warum war diese Selbsterkenntnis bei Margit so wichtig?

Nach unserer Auffassung entstehen körperliche Beschwerden immer als Ergebnis, eines aus dem Gleichgewicht geratenen Systems. Dieses Ungleichgewicht hat immer einen Auslöser.

Solche Auslöser können sein:

- Einseitige Ernährung, mit daraus resultierenden Mangelerscheinungen
- zu wenig Flüssigkeitszufuhr
- zu viel Stress bei zu wenig Entspannung
- Angst, eigene Bedürfnisse anzusprechen damit Konflikte auszulösen (wir nennen das „braves Mädchen-/Junge-Programm")
- was man über sich selbst und seine Umgebung denkt
- wiederkehrende Verdrängung der eigenen Emotionen

Dieser typische Mechanismus besteht zumeist von frühester Kindheit an und zieht sich wie ein roter Faden durch das ganze Leben. Wir Menschen neigen dazu, aus den Erfahrungen der Vergangenheit ein typisches Verhaltensmuster zu entwickeln, welches wir ererbt, erlernt und uns angewöhnt haben. Die Intelligenz unseres Körpers schickt uns dann von Zeit zu Zeit Signale, um uns zu bitten diese Muster zu verändern und loszulassen.

Werden diese Hinweise jedoch regelmäßig ignoriert, sammeln sich mehr und mehr, zunächst kleine und später auch größere Beschwerden an. Meist wissen wir nicht, in welcher Abfolge und durch welche Auslöser sich die Beschwerden „eingeschlichen" haben. Das ist der Grund dafür, weshalb es wichtig ist, die Auslöser irgendwann zu erkennen, so wie Margit.

Um es noch einmal anschaulicher zu machen: Stell Dir vor, das Wasser in Deinem Waschbecken fließt nicht mehr ab. Du kannst sehr viel unternehmen, dies zu beheben. Der Erfolg stellt sich aber erst dann ein, wenn du die richtige Stelle gefunden hast, die die Verstopfung auslöst. Das kann im Idealfall nur der Siphon sein oder, ungünstiger, das Kanalrohr unter der Erde. Auf den Menschen übertragen bedeutet dies, dass die richtigen Maßnahmen schnell oder erst später zum Erfolg führen, je nachdem, ob das Problem im „Siphon" oder „unter der Erde" liegt. Das Beheben der wahren Ursache führt jedoch früher oder später tatsächlich ins GesundSEIN.

Der nachfolgende Fall von Hubert (47) ist dafür ein Paradebeispiel.

Ausdauer führt zum Erfolg.

Auszüge aus Huberts Brief:

„... Ich habe schon viel kennengelernt, gesehen und erlebt und ich kann mit Sicherheit sagen, dass es nichts Vergleichbares gibt.

Der Blu Room™ ist einzigartig.

Einige meiner persönlichen Erfolgserlebnisse der letzten zwölf Monate:

Sämtliche Entzündungen im Zahn- und Kieferbereich sind verschwunden

Kniebeschwerden (Arthrose) und Schmerzen an der Wirbelsäule und im Schulterbereich sind fast ganz weg

Mit dem Rauchen aufgehört + mir ist recht schnell aufgefallen, dass mein Geruchssinn vom Rauchen sehr beeinträchtigt war. Nach etwa drei weiteren Monaten regelmäßiger Blu Room™-Besuche konnte ich wieder richtig gut riechen – heute kommt es mir im Vergleich dazu vor, als hätte ich einen Geruchssinn wie ein Spürhund (was zugegebenermaßen nicht immer von Vorteil ist ☺)

Ich schlafe besser, erhole mich besser und ich habe im Blu Room™ gelernt, mich tief zu entspannen

Mein Immunsystem ist stark wie nie – ich war im Laufe des vergangenen Jahres kein einziges Mal verkühlt oder krank

Der Blu Room™ gibt mir ein Gefühl der Sicherheit und ist für mich zu einem echten Anker geworden. Er bringt mir Energie und aktiviert meine Selbstheilungskräfte in einem Maß, das ich nie für möglich gehalten hätte.

Er hilft mir mittlerweile auch, mir viel mehr selbst zu vertrauen.

Er gibt mir erstaunliche geistige Kraft und mentale Ausgeglichenheit und stärkt mich für die Belastungen des Alltags.
Er bringt mir das, was mir fehlt.

Ich liebe den Blu Room™.
Ich danke allen von Herzen, die ihn möglich machen!"

Eine sehr wertvolle Aussage hierbei ist Huberts Reflexion, sich selbst wieder mehr zu vertrauen. Warum ist das so wichtig? Sobald wir der Sprache unseres Körpers und unserer eigenen Intuition wieder näher kommen, fällt es uns leichter, die Signale unseres Körpers zu verstehen und ihnen zu folgen.

Manchmal geht es kinderleicht

Hubert benötigte für seine bemerkenswerten Veränderungen ein ganzes Jahr. Seine Beschwerden hatten bereits eine längere Lebensgeschichte, mit sicher verschiedenen Ursachen. Wie aber kann es aussehen, wenn wir es nur mit dem „Siphon" zu tun haben? Betrachten wir uns die Geschichte von Nico (vier Monate).

Mama Anja kam mit dem kleinen Nico zu uns, weil er mit schwerer Neurodermitis am ganzen Körper zu kämpfen hatte. Nico war an vielen Stellen wegen des quälenden Juckreizes wund gekratzt, weinte viel und schlief schlecht. Die einzige Linderung war offenbar das tägliche Eincremen mit einer Cortison-Salbe.

Nachdem Anja vom Blu Room™ hörte, wollte sie diesen unbedingt mit Nico ausprobieren.

Bereits vor der zweiten Sitzung berichtete Anja, dass Nico viel ruhiger geworden sei und weniger weinte. Ihr eigenverantwortlicher Versuch, die Cortisonsalbe wegzulassen, hatte erstaunlicherweise keine Verschlechterung bei Nicos Hautbild zur Folge.

Vor der dritten Sitzung teilte uns Anja strahlend mit, dass die Neurodermitis bei Nico bedeutend besser geworden sei.
Einen Monat später hatte Nico nur noch ein bis zwei winzig kleine Flecken. Anja musste bei Nico nie mehr Cortisonsalbe benutzen. In der Nacht schlafen Mutter und Kind nun durch.

Diese Entwicklung mitzuerleben und teilen zu dürfen, ist uns eine große Freude.

Weshalb geschah diese Veränderung so schnell?

Wir sehen es so:

- Nico ist erst vier Monate alt und hat noch keine Heilblockaden in Form von begrenzenden Gedanken

- Die Symptome waren noch nicht verdrängt und/oder festgefressen
- Das Selbstheilungssystem ist noch nicht durch jahrelange äußere Einflüsse gehemmt oder blockiert

Es fällt wahrscheinlich nicht schwer, diese schnelle Heilung bei dem kleinen Nico zu verstehen.
Wie aber erklärt sich der nachfolgende Fall von Hans?

Kinderleicht nicht nur beim Kind

Hans (73) nutzte den Blu Room™ eigentlich „zufällig". Er hatte seine Schwägerin nach Weimar begleitet und spontan entschieden, diesen außergewöhnlichen Raum einmal auszuprobieren. Er hatte weder Erwartungen noch eine Meinung über den Blu Room™, eher eine kindliche Neugier. Erst nach der Nutzung sagte er uns, dass er seit langer Zeit Probleme mit seinen Füßen hatte. Warum teilt er uns dies mit?
Weil er sofort bemerkte, dass er besser laufen konnte. Er erzählte uns, dass es ihm seit Monaten schwer gefallen sei, über die Fußballen abzurollen. Deshalb hatte er große Probleme beim Treppensteigen. In einem Telefonat am nächsten Tag erzählte er uns, dass er auch zu Hause wieder hervorragend Treppensteigen konnte.

Wir stehen mit ihm in Verbindung und wissen deshalb, dass dies auch nach vielen Wochen so geblieben ist.

Ein bemerkenswerter Satz, den Hans damals äußerte, war:

„Ich bin mit meinem Kopf nicht mehr ständig in den Füßen"

Diese Aussage untermauert unser Wissen, dass sich Beschwerden dann verstärken, wenn sie ständig in unseren Gedanken kreisen und so unsere dauerhafte Aufmerksamkeit haben.

Weshalb konnte Hans trotz seiner 73 Jahre eine derartig schnelle Heilung erleben?

Hans war völlig ohne Erwartungshaltung in Bezug auf seine Füße, sondern nur an Entspannung interessiert. Er war also nicht ergebnisorientiert. Wir nennen dies die Leichtigkeit des Kindes. Außerdem konnte er in der 20-minütigen Entspannungsphase all seine Gedanken loslassen, auch die, die sich sonst um seine Füße drehten. Offenbar genügten bei ihm diese 20 Minuten, um die Ursache für seine Beschwerden sofort zu lösen.

Wie schwerwiegend das Festsitzen in bewusstem oder unbewusstem „Kreisen der Gedanken" sein kann, erleben wir immer wieder bei traumatisierten Menschen. Auch wenn sie Erlebnisse verdrängt haben, bedeutet dies nicht, dass ihre Gedanken befreit sind. Der Blu Room™ scheint an solche unterbewusst gespeicherten, verkapselten Traumata gut heran zu kommen. Darauf deuten Blu Room™-Erfahrungen aus den USA hin, wo bei traumatisierten Kriegsveteranen große therapeutische Fortschritte dokumentiert sind. Auch wir haben im Blu Room™ diesbezüglich positive Erfahrungen gemacht, wie der nachfolgende Brief von Karin (52) belegt.

Traumatisches Erlebnis aufgelöst

Karin ist eine spirituelle Frau, die viel meditiert und uns nachfolgenden Brief schrieb:

„Als das Licht angeschaltet wurde, sagte ich zu meinem höheren Selbst: Dein Wille geschehe. Mach mit mir, was meinem allerhöchsten Besten dient … Kurz danach begann sich Energie im ganzen Körper zu bewegen, und zwar von den Beinen an aufwärts. Diese Energie drehte sich und ich hatte das Gefühl, als kämen zwei Tornados aus meinen Handflächen heraus. Teilweise schlug mein Herz sehr heftig und Tränen liefen über mein Gesicht. Dies blieb während der gesamten Sitzung so. Gleichzeitig war ich auf eine Art und Weise losgelöst vom Körper und der Persönlichkeit, die mir ermöglichte, urteilslos einfach nur zu beobachten was geschah. Als ich im Anschluss an die Sitzung im Ruheraum lag, beobachtete ich, wie die Energiewirbel immer stärker wurden.

Dieser Prozess dauerte sehr lange an, während der losgelöste Bewusstseinszustand blieb. Alles war irgendwie gut wie es war. Kein Impuls irgendetwas zu tun. Als ich aus dem Ruheraum nach vorne kam, war ich ziemlich desorientiert. Ich wusste plötzlich nicht mehr, wo meine persönlichen Sachen waren … Ich beobachtete, dass ich nicht adäquat reagieren konnte. Zum Glück war meine Tochter mit und sie begleitete mich nach draußen. Hier stellte ich fest, dass sich mein Geräuschempfinden stark erhöht hatte. Außerdem nahm ich die Umgebung übermäßig klar, mit scharfen Konturen und die Farben sehr intensiv wahr. Als wir später im Hotelrestaurant saßen, befand ich mich immer noch in diesem losgelösten Zustand von Beobachtung. Ich hatte den Impuls, ein Glas Wein zu bestellen und trank einen kleinen Schluck. Kurz danach bekam ich die Mitteilung — es war nicht wirklich eine Mitteilung, mehr wie ein Wissen —, dass das traumatische Erlebnis, welches ich im Alter von 16 Jahren (ich bin jetzt 52 J.) erfahren hatte, aufgelöst worden sei. Danach verschwand der losgelöste Zustand langsam wieder. Ich sprach noch einmal mit meiner Tochter über diese alte Erfahrung und hatte keinen emotionalen Zugang mehr dazu — keine Tränen, keinen Schmerz mehr. Es ist wie gelöscht, wie eine ganz ferne Erinnerung aber eben ohne Gefühl. Meine Blu Room™-Sitzung ist jetzt vier Wochen her und es ist so geblieben… Ich habe meine Geschichte geteilt, weil ich glaube, dass das, was geschehen ist, geschehen konnte, weil ich ohne jegliche Erwartung war und alles abgegeben habe. Ich möchte alle motivieren, im Blu Room™ einfach geschehen zu lassen."

Dieser Brief muss sicherlich nicht weiter kommentiert werden, denn er spricht für sich selbst.

In anderen Fällen kommt es jedoch vor, dass Menschen nach ihrer Blu Room™-Erfahrung plötzlich begreifen, dass sie professionelle Hilfe oder mentale Unterstützung benötigen. In diesen Fällen tragen wir immer Sorge dafür, entsprechende Therapeuten zu vermitteln oder sie selbst zu begleiten.
Selbstheilung ist ebenso individuell wie der einzelne Mensch selbst. Deshalb kann es auch keine Einheitskonzepte und erst recht keine gleichen Erfahrungen geben. Manchmal braucht es diesen, ein andermal jenen Impuls, um die Selbstheilungskraft zu unterstützen. Häufig ist es sinnvoll, mehrere Therapien zu kombinieren. Das Zeigt der Fall von Rosi (50).

Trotzdem nach Afrika gereist

Rosi hatte plötzlich starke Rückenschmerzen und vermutete wegen ihrer Bewegungseinschränkung sofort einen Bandscheibenvorfall, der sich dann leider sogar als doppelter bestätigte. Eine Operation wurde diskutiert. Rosi stand zu dem Zeitpunkt sowohl familiär als auch arbeitsmäßig unter enormem Stress. Sie hatte sich daher sehr auf eine geplante Afrikareise mit ihrer Tochter gefreut, die nun nicht machbar schien. Wir empfahlen ihr die tägliche Nutzung des Blu Room™ und zusätzliche zielgerichtete Akupunktur durch ihren Orthopäden. Rosi erkannte auch sofort den Zusammenhang zwischen dem Druck in ihrem Leben und dem Druck auf ihre Wirbelsäule. Ihr Zustand besserte sich unter dieser Kombinationsbehandlung erstaunlich schnell. Bereits nach einer Woche war keine Rede mehr von einer Operation. Der Schmerz ließ nach und sie konnte wieder deutlich besser gehen. Sie und auch alle beteiligten Therapeuten waren von dieser Entwicklung fasziniert.

Nach ihrer Afrikareise, die sie sehr genossen hatte, schien sie sehr verändert. Sie leitete viele Veränderungen ein und traf neue Entscheidungen, um den Druck aus ihrem Alltag zu nehmen und damit auch ihre Wirbelsäule zu entlasten.

Das letzte Fallbeispiel behandelt die Geschichte von Erwin.

Wenn der Körper sauer ist

Erwin (65) nutzte den Blu Room™ zur Entspannung. Er sprach nicht viel über seine Beschwerden. Durch seine Ehefrau war uns jedoch bekannt, dass er seit vielen Jahren unter Depressionen litt, die zeitweise auch mit Medikamenten behandelt wurden. Nach mehreren Blu Room™-Sitzungen reagierte seine Haut mit heftiger Rötung, obwohl er nur wenig UV-Licht-Kontakt hatte und noch nie zu Sonnenbrand neigte. Einige Zeit später teilte seine Ehefrau uns mit, dass nach Abklingen der Hautrötung seine monatelangen Knieschmerzen plötzlich verschwunden waren.

Dieser Fall ist interessant, weil er das komplexe Zusammenspiel in unserem Organismus sehr schön widerspiegelt.

Wie hat die Selbstregulation bei Erwin funktioniert?

Hintergrund seiner Depressionen ist unter anderem ein Kindheitsthema mit seinem Vater, welches laut Aussage seiner Ehefrau noch immer sehr zornbelastet ist. Aus den Lehren der Energetik wissen wir, dass Wut und Zorn die Leber belasten. Solche Emotionen können genauso schädlich wirken wie echte Toxine (Gifte) und sich in verschiedenen Körperregionen ansammeln. Bei Erwin waren nicht nur seine Leber, sondern auch seine Gelenke Sammelplatz für diese Toxine. Von diesen über Jahre angestauten emotionalen Giften sollte die Leber befreit werden. Die Selbstheilungsintelligenz in Erwins Körper wusste dies und benutzte die Haut als Entgiftungsorgan. Im Übrigen ist dies auch bei vielen anderen Hauterkrankungen der Fall.

Während Erwin das jahrelange „Sauersein" über die Haut losließ, konnten nicht nur seine Leber, sondern auch sein Kniegelenk entlastet werden, was ihn vom Schmerz befreite.

Resümee

Alle vorangegangenen Fallbeispiele zeigen Dir Möglichkeiten wie Selbstheilung durch Frequenztherapie, besonders im Blu Room™, angeregt werden kann.

Das bedeutet jedoch nicht, dass diese Therapieformen immer und bei jedem das Mittel der ersten Wahl sein sollten. Jeder Mensch ist individuell und auch jede dazugehörige Krankheit und Therapie. Deshalb sollte man niemals eigenmächtig Medikamente oder angeordnete Behandlungen absetzten, nur weil man jetzt zur Frequenztherapie oder in den Blu Room™ geht. Solche Veränderungen können im Verlauf möglich oder erforderlich sein, sollten aber immer mit dem behandelnden Arzt oder Therapeuten besprochen werden.

Außerdem wirken die meisten Frequenztherapien stimulierend auf das Immunsystem. Menschen, die Medikamente erhalten, welche das Immunsystem unterdrücken (Immunsuppressive-Therapie) sollten daher nicht in den Blu Room™ gehen.

Dazu gehören insbesondere Patienten:

- vor und nach Organtransplantationen
- während einer Krebsbehandlung mit immunsuppressiven Medikamenten

- bei Sarkoidose, wenn diese ebenfalls mit solchen Medikamenten behandelt wird

Vorsicht ist auch geboten, wenn Du Hautkrebs hast oder hattest sowie bei der Einnahme von Wirkstoffen, die lichtempfindlich (photosensibel) machen wie zum Beispiel Johanniskrautpräparate.

Andere Frequenzbehandlungen wie die Bioresonanz, der Time-Waver® Med oder die Tonpunktur sind dann die bessere Wahl.

„Die wirksamste Medizin ist die natürliche Heilkraft,
die im Inneren eines jeden von uns liegt."

Hippokrates von Kos
(griechischer Arzt, „Vater der Heilkunde")

Teil IV: auf den Weg mitgegeben

In unseren Praxen ist es üblich, unseren Patienten „Werkzeuge" für zu Hause mit auf den Weg zu geben, mit denen sie dann an ihrer Heilung aktiv mitwirken sollen.

Im dritten Teil dieses Buches informieren wir Dich über einige der Selbsthilfemöglichkeiten, die sich bewährt haben. So hast Du die Möglichkeit, Dein GesundSEIN zu fördern und eigenverantwortlich zu unterstützen. Kein Arzt oder Therapeut, keine noch so moderne Methode sind dauerhaft von Nutzen ohne Deine bewusste und aktive Teilnahme. Der beste Arzt befindet sich in Dir selbst. Deshalb ist es unentbehrlich, dass Du täglich etwas für Dein GesundSEIN tust und bereit bist, Eigenverantwortung zu übernehmen. Dem Körper, dem Geist und der Seele etwas Gutes zu tun, ist ein Akt der Selbstliebe und eine wichtige Basis für die Gesundheit.

Aura

Der Energiekörper des Menschen wird oft auch als Aura bezeichnet. Im Grunde ist diese Aura nichts anderes als das Energiefeld, das den Körper umgibt. Hellsichtige Menschen können die Aura in unterschiedlichen Farben sehen, was nichts weiter bedeutet, als dass dieses Energiefeld unterschiedliche Frequenzen hat. Dieses Energiefeld kann also durch Störinformationen ebenso negativ beeinflusst werden wie der Körper selbst. Bei einigen Beschwerden ist es also sehr hilfreich, auch das Energiefeld in die Therapie mit einzubeziehen. Dies nennt man Auratherapie. Als eine Form der Auratherapie wenden wir in unseren Praxen die „Aurachirurgie nach Gerhard Klügl" an. Bei der Aurachirurgie wird mit Hilfe chirurgischer Instrumente im Energiefeld außerhalb des Körpers eine „Operation" durchgeführt. So werden Blockaden und Störfelder beseitigt, was sich auf energetischer Ebene wiederum positiv auf die Meridian-, Organ- und Kreislaufsysteme auswirken kann. Die Aurachirurgie eignet sich allerdings nicht für die Eigenbehandlung zuhause.

Zum Hausgebrauch empfehlen wir deshalb häufig die Behandlung mit IL-DO® Körperkerzen. Diese haben sich in der Praxis als sehr wohltuend und effektiv erwiesen und können in der Handhabung von jedem leicht erlernt werden.

IL-Do® Körperkerzen

Bei der IL-DO® Körperkerze handelt es sich um Naturprodukt aus reiner Baumwolle, Bienenwachs (Cera-Alba) und verschiedenen energetisierten Kräuteressenzen. Basierend auf den Heilmethoden der Amazonas-Indianer, wird die Kerze direkt am Körper aufgesetzt. Die Kräuter sowie der entstehende Sog bewirken eine tiefgreifende Entspannung und energetische Reinigung des Körpers und der Aura.

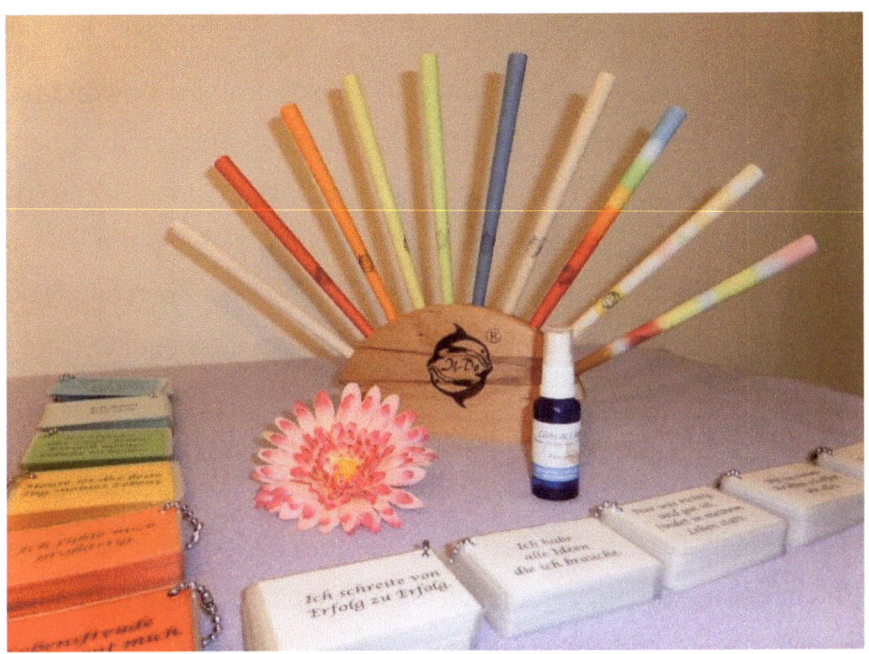

Anwendungsbereiche der IL-DO® Körperkerzen:

- zur Unterstützung schulmedizinischer Behandlungen
- bei Nervosität und innerer Unruhe
- bei Stresssymptomatik
- bei Schlaflosigkeit
- bei körperlichen Missempfinden im Kopfbereich oder anderen Körperstellen

- als unterstützende Behandlung bei Entzündungs- und Entgiftungsprozessen
- bei Verdauungsschwierigkeiten
- zur Durchblutungsförderung und Blockadenlösung

Wie Du die Körperkerze für Dich und Deine Familie anwendest, kannst du bei einem IL-DO® Körperkerzen-Trainer in einem Tagesseminar schnell erlernen (Ansprechpartner siehe Anhang).

Anwender der IL-DO® Körperkerzen lieben diese auch aufgrund ihrer sehr entspannenden Wirkung und nutzen sie wie eine Hausmittel.
Die IL-DO® Körperkerzen sind besonders beliebt bei Kindern.
Es gibt aber natürlich noch viele andere Entspannungsmöglichkeiten. Nachfolgend stellen wir Dir eine kurze und schnelle Entspannungsübung vor, die Du leicht in Deinem Alltag einbinden kannst.

Entspannungsübungen

Die meisten Menschen stehen im Alltag permanent unter Stress und Anspannung. Ihnen auferlegte Verantwortung, Leistungsdruck und Zeitmangel sind nur einige Ursachen, die dazu führen, Spannungszustände im Körper nur noch schwer loslassen zu können. Solche Daueranspannung kann zu körperlichen Problemen führen, wie Rückenschmerzen, Migräne, Behinderung einer optimalen Durchblutung oder Schlafstörungen.

Mit den nachfolgenden kurzen Übungen möchten wir Dir zeigen, wie Du leicht und schnell entspannen kannst.

1. Drei Minuten Entspannung

Der Name sagt es schon. Diese Übung lässt Dich in drei Minuten „runterkommen" und bremst den stressigen Gedankenfluss.

- Halte Deine Hände vor Dein Gesicht und schließe die Augen.
- Hole Dir eine besonders schöne Erinnerung bildhaft in Dein Gedächtnis. Das können Bilder vom letzten Urlaub oder einer wundervollen Begegnung sein. Wichtig ist nur, dass in Dir ein positives Gefühl dabei entsteht.
- Atme nun tief ein, so dass sich der Bauch wölbt (Bauchatmung). Halte die Luft kurz an und atme langsam wieder aus.
- Wiederhole diese Atmung fünfmal.
- Nachdem die Stimmung auf „angenehm" ausgerichtet und Deine Atmung ruhiger geworden ist, ziehe Grimassen hinter Deinen Händen. Durch diese „Gesichtsmuskelübung"

werden Deine durch Stress verspannten Gesichtsmuskelpartien entspannt. Diese Lockerung hat viele positive Effekte auf den ganzen Körper.

- Nach einigen Grimassen, knete nun kräftig Deinen Nacken durch. Auch im Nacken nisten sich bei Stress häufig Verspannungen ein.

Diese Entspannungsübung nimmt nur wenig Zeit in Anspruch, ist effektiv und kann auch in einem stressigen Arbeitsalltag gut untergebracht werden.

2. Übung „Spannung – Entspannung"

Diese Übung lässt sich jederzeit sowohl im Sitzen als auch im Stehen durchführen, optimal ist im Liegen.

- Atme einige Male tief durch.
- Spanne Deinen ganzen Körper an – alle Körperpartien und alle Muskeln, die Du bewusst beeinflussen kannst. Steigere diese Spannung, soweit es Dir möglich ist.
- Halte diese Körperspannung etwa eine halbe Minute lang aufrecht.
- Nun entspanne Deinen Körper.
- Wiederhole die gleiche Abfolge ein weiteres Mal.
- Atme abschließend mehrmals tief durch.

Mit diesen Blitz-Entspannungsübungen kannst Du innerhalb kürzester Zeit Ruhe und neue Energie tanken.

Gedankenhygiene

Welche Bedeutung Worte und Gedanken auf unseren Körper haben, ist Dir spätestens nach dem Lesen des Wasserkapitels und Emotos Forschungsergebnissen klar. Dass Gedanken eine Frequenz sind, die unsere Gesundheit beeinflussen, haben wir auch besprochen.

Was kannst Du nun konkret tun, um Deine Gesundheit und Deine Selbstheilungskraft in dieser Hinsicht günstig zu beeinflussen?

1. Werde zum Beobachter Deiner eigenen Gedanken und frage Dich, welche immer wiederkehrenden Gedankenmuster Dich beherrschen. Was denkst Du von Dir und über Dich? Werde Dir im Laufe der Zeit bewusst, welche Gedanken Du ändern möchtest.
2. Beginne damit, einen beliebigen negativen Gedankensatz positiv zu verändern.
   Zum Beispiel:
   „Ich darf nicht vergessen, meine Brieftasche mitzunehmen."

Änderst Du in:

„Ich erinnere mich immer, meine Brieftasche mitzunehmen."

3. Beginne damit, negative Gedanken, die sich nicht positiv machen lassen, einfach loszulassen.

4. Stelle Dir vor, wer oder was Du sein willst und welche körperlichen Beschwerden Du loswerden möchtest. Dann beginne die Gedanken so zu formulieren, als sei dieser Zustand bereits eingetreten.

   Zum Beispiel:

   Statt *„Ich habe immer Rückenschmerzen"*, sagst Du: *„Ich bin dankbar, dass mein Rücken so gesund ist."*

Auch wenn Du das Gefühl hast, Dich dabei anzulügen, erinnere Dich bitte, was diese Information in den „Clustern" Deines Körperwassers bewirkt.

So kannst Du mit all Deinen Gedanken verfahren. Das wird Dir anfangs vermutlich schwer fallen. Nimm es einfach sportlich wie beim Training. Je mehr du übst, desto mehr Erfolge werden sich einstellen. (15)

Energetisierung von Wasser

Du weißt, dass Wasser Information und Frequenz speichert. Diese Tatsache kannst Du ganz einfach zuhause für Dich nutzen.

Zum Beispiel, indem Du dein Trinkwasser mit Frequenzen „auflädst".

Wie kannst Du das machen?

1. Indem du Deine Gebete, Wünsche und Visionen einfach auf dein Wasser sprichst, bevor Du es trinkst oder zur Vorbereitung Deiner Mahlzeiten benutzt.
2. Indem Du Dein Wasser mit einfachen Hilfsmitteln positiv veränderst. Solche Hilfsmittel tragen bereits sehr gesundheitsfördernde Frequenzen (Informationen) in sich und können zur Wasserenergetisierung sehr gut verwendet werden. Solche Hilfsmittel sind zum Beispiel Kerstins Karten.

Kerstins Karten

Dieses Kartenset nutzt bestimmte Anordnungen von Farben in regelmäßig wiederkehrender Abfolge in Form von Mandalas. Diese Mandalas enthalten Frequenzen, die Körper, Geist und Seele positiv beeinflussen. Man nennt sie auch Lichtgittermandalas. In ihnen

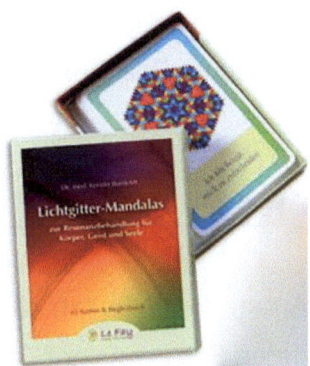

ist die Sprache des Lichtes in geometrischer Form und Farbe gespeichert. Erinnert Dich dies nicht ein wenig an die Biophotonen? Im Begleitheft wird genau beschrieben, welche Informationen die entsprechenden Karten in sich tragen und wie Du sie verwendest.

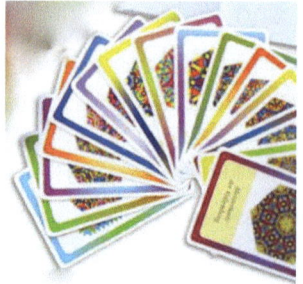 Eine sehr beliebte Methode besteht darin, eine entsprechend ausgewählte Karte einfach unter das Wasserglas zu legen.

Das funktioniert genauso, wie das Energetisieren des Blu Room™-Wassers. Der einzige Unterschied besteht darin, dass Blu Room™-Wasser wesentlich höher schwingt und somit intensiver wirkt.

Kerstins Karten sind in unserem Blu Room™ erhältlich.

Neben der Möglichkeit der Energetisierung des Wassers, lässt sich die Frequenz in unseren Organismus auch heilsam beeinflussen durch Pflanzenöle und deren ätherische Stoffe.

Aromaöle

Aromaöle enthalten die gesamte Lebenskraft der jeweils verwendeten Pflanze in gebündelter Form. Die darin immer noch enthaltenen Biophotonen tragen zusätzlich die Lichtinformation der

Sonne. Wie bei den Nahrungsmitteln auch, ist die Qualität der verwendeten Pflanzen wichtig. Sie sollten biologisch und natürlich gewachsen sein. Sowohl der Duft dieser Öle als auch ihre Wirkstoffe verändern die „Cluster" Deines Wassers und unterstützen Deine Zellen und Mitochondrien bei ihrer Arbeit.

Wie kannst Du Aromaöle einsetzten?

1. Zur Hautpflege, indem Du sie Deiner Tagescreme zufügst oder in geringen Mengen pur verwendest.
2. Indem Du sie in die Fußsohlen, Stirn oder Handflächen einmassierst. Therapeuten nutzen oft auch Akupunkturpunkte und Reflexzonen.
3. Du kannst die Aromaöle auch in eine Duftlampe (Diffusor) geben und einatmen. Das ist nicht nur gesund, sondern auch noch entspannend.

Aromaöle können unter therapeutischer Aufsicht auch innerlich angewendet werden. Solltest Du an einer chronischen Erkrankung leiden, empfehlen wir immer die Beratung durch einen sachkundigen Arzt oder zertifizierten Aromatherapeuten.
(16)

Ölziehen

Erinnerst Du Dich noch an den Fall von Erwin?

Dort hast Du gesehen, wie wichtig es ist, Toxine (Gifte) und Säure regelmäßig auszuscheiden. Eine sehr gute und einfache Methode ist das regelmäßige Ölziehen.

Ölziehen unterstützt die Entgiftung des Körpers von Schadstoffen über die Mundhöhle.

Täglich angewendet, können nachfolgende Beschwerden positiv beeinflusst werden:

- Kopfschmerzen
- Grippale Infekte
- Schlaflosigkeit
- Neurodermitis, Schuppenflechte
- Magenbeschwerden
- Akne, Ekzeme
- Gelenkschmerzen
- Zahnschmerzen und Zahnfleischentzündungen
- Frauenleiden

Ölziehen ist mit verschiedenen Ölen möglich, wir favorisieren biologisches Kokosöl.

Wie führst Du das Ölziehen mit Kokosöl korrekt durch?

1. Du reinigst gleich nach dem Aufstehen als erstes, noch vor dem Frühstück und auch bevor Du etwas getrunken hast, Deine Zunge mit einem speziellen Zungenreiniger oder Zungenschaber. Wenn Du eine Zahnprothese trägst, solltest Du diese entnehmen.

2. Danach nimmst Du etwa einen Esslöffel voll Kokosöl in den Mund. Ist Dir die Menge zu viel, kannst Du auch mit einem Teelöffel starten und die Dosis von Tag zu Tag steigern.

3. Nun spülst Du das Öl im Mund hin und her und versuchst es durch die Zähne zu ziehen. Dabei bleibe so locker und entspannt wie nur möglich.

4. Dies solltest Du über einen Zeitraum von 20 Minuten durchführen. Du kannst auch gern dazwischen kurze Pausen einlegen, um das Öl einwirken zu lassen.

5. Wenn Du das Bedürfnis hast, das Öl ausspucken zu müssen, dann mach das und nimm für die restliche Zeit einfach noch einmal einen neuen Löffel Öl. Wichtig ist nur, dass Du das Speichel-Kokosöl-Gemisch nicht schluckst, da Du ansonsten die gelösten Gifte wieder aufnimmst.

6. Hast Du das Ölziehen für 20 Minuten durchgehalten, kannst du feststellen, dass das Gemisch in Deinem Mund immer flüssiger und milchig weiß geworden ist.

7. Dieses Gemisch enthält nun zahlreiche gelöste Toxine, aber auch Bakterien aus Mund-, Nasen-, Rachen- und

Stirnraum, welche Du einfach in ein Kosmetiktuch aus-
spuckst und entsorgst.

8. Danach spülst du Dir mehrmals den Mund mit lauwarmem
   Wasser aus. Achte darauf, dass das Wasser, ebenso wie
   das Öl, in die Zahnzwischenräume gelangt.

9. Nach kurzem Putzen der Zähne kannst Du dann dein
   Frühstück genießen.

(17)

Zellnahrung – STHIRA

Wenn ein System durch Krankheit, Stress, Schock oder emotional
blockiert ist, kann es erforderlich sein, an allen Regulationsschrau-
ben zügig und gleichzeitig zu drehen. Bei über 70 % der
Menschen ist heutzutage die Nährstoffaufnahme bereits stark beeinträchtigt. Stress, Bewegungsmangel, Umweltgifte, Elektro-
smog oder vitalstoffarme Lebensmittel sind nur einige Gründe
dafür. Derartige Schieflagen und Belastungen gefährden die
Gesundheit der Mitochondrien und Du weißt jetzt, was das bedeutet. Außerdem leiden auch die Zellrezeptoren darunter. Wenn die
Zellen nicht mehr aufnahmefähig sind, weil die Zellrezeptoren
fehlerhaft besetzt, ermüdet oder zerstört sind, braucht es zur Wie-
derherstellung der Gesundheit unter Umständen eine spezielle
Zellnahrung.

Daran wird weltweit geforscht.

Der deutsche Zellbiologe Dr. G. Berthold ist einer der weltweit führenden Wissenschaftler im Bereich Biotechnologie.

Ihm ist es gelungen, ein Nahrungsmittel zu erschaffen, welches der Zelle nachweislich zu 100% verfügbar ist und daher vom Körper optimal aufgenommen wird. Diese Zellnahrung heißt STHIRA.

Mit STHIRA werden die Zellen gestärkt und Deine Kraftwerke in den Mitochondrien wieder angekurbelt. Optimal ernährte Zellen können in jedem Alter maximale Leistung bringen, Selbstregulation gewährleisten und die eigene innere Balance aufrechterhalten.

Nähere Informationen und Kontaktangaben findest Du im Anhang. (10)

LaVita

LaVita ist ein Saftkonzentrat aus hochwertigem Obst, Gemüse, Kräutern, Ölen und vielen weiteren gesunden Lebensmitteln. Es vereint alle wichtigen Vitalstoffe, also Vitamine und Spurenelemente sowie Coenzym Q10, Carnitin, Enzyme, Aminosäuren und viele wertvolle sekundäre Pflanzenstoffe in einem Produkt.

Wenn es in Deiner persönlichen Lebenssituation schwierig sein sollte, Dich regelmäßig mit hochwertigen Nahrungsmitteln zu ernähren empfehlen wir die für Deine Gesunderhaltung diesen hochwertigen Vitalsaft. (18)

Schlussworte

GesundSEIN hat viele Aspekte. GesundWERDEN kennt viele Wege. GesundBLEIBEN erfordert Eigenverantwortung. Die Basis von allem ist Information und wir haben Dich mit diesem Buch von Herzen gern informiert.

Warum? Weil wir auf unserer eigenen Reise selbst viel entdeckt, gefunden und beobachtet haben. Das Leben ist ein Geschenk und gleichsam ein evolutionärer Prozess. Dieser Prozess geht immer weiter und es macht Freude ihn zu erleben, zu erforschen, zu verstehen und zu teilen. Nicht um Prinzipien zu diktieren, nicht um die eigene Wahrheit als die Einzige zu behaupten und erst recht nicht, um Dir Deinen eigenen Weg vorzugeben.

Erfahrungen zu teilen bedeutet ein Bote, ein Spiegel oder ein Impulsgeber für unser Gegenüber zu sein. Was daraus erwachsen kann ist ein Geschenk für das Große und Ganze.

GesundSEIN im All-EinsSEIN.

Anhang

Tabellen

Tabelle 1: Die wichtigsten Vitamine (1)

Vitamin A	Vitamin A: Schweineleber Carotinoide: Karotten, Kohl, Tomaten
Vitamin D	fette Fische (Hering, Makrele, Lachs), Hühnerei, Leber
Vitamin E	hochwertige Pflanzenöle (Weizenkeimöl, Sonnenblumenöl), Haselnüsse, Weizenkeime
Vitamin K	grünes Gemüse (Spinat, Kohlsprossen), Milch und Milchprodukte, Fleisch, Eier, Obst, Getreide
Thiamin (B1)	Fleisch (besonders Schwein), Leber, Fisch, Vollkornprodukte, Hülsenfrüchte, Kartoffeln
Riboflavin (B2)	Milch und -produkte, Fleisch, Fisch, Eier, Vollkornprodukte
Niacin	Fleisch, Innereien, Fisch, Eier, Vollgetreideprodukte, Kartoffeln
Pyridoxin (B6)	Geflügel- oder Schweinefleisch, grünes Gemüse (Kohlsprossen, Feldsalat), Vollkornprodukte, Bananen, Sojabohnen.
Folsäure	Weizenkeime, Gemüse (Tomaten, Spinat, Kohl), Obst (Orangen, Weintrauben), Vollkornprodukte, Milch und Milchprodukte
Pantothensäure	Fleisch, Leber, Fisch, Milch und Milchprodukte, Vollkornprodukte, Hülsenfrüchte
Biotin	Leber, Linsen, Sojabohnen, Eier, Nüsse, Spinat, Haferflocken, Champignons

Cobalamin (B12)	In fast allen tierischen Lebensmitteln; in pflanzlichen nur, wenn sie mittels Gärung hergestellt wurden (Sauerkraut).
Vitamin C	Obst (schwarze Johannisbeeren, Zitrusfrüchte), Gemüse (Paprika, Broccoli)

Tabelle 2: Vitamin K-reiche Lebensmittel: (2)

Fleisch	Innereien (Leber), ferner Muskelfleisch von Rind, Kalb, Schwein
Nährmittel	Roggenvollkorn, Weizenvollkorn, Kleie, Weizenkeime, Sojamehl
Fett	Traubenkernöl, Maiskeimöl
Milchprodukte	Fettreiche Milchprodukte, z.B. Quark 40%, Sahne, fette Käsesorten, Sahnejoghurt etc.
Eier	Eigelb
Gemüse	vor allem Rotkohl und Sauerkraut, ferner Linsen, Rosenkohl, Spinat, Blumenkohl, Weißkohl und andere Kohlarten, Broccoli und anderes grünes Gemüse, weiterhin Knollensellerie, Sprossen- und Lauchgemüse, Sojabohnen, Bohnen, Erbsen, Tomaten, Zwiebeln, Pilze (Pfifferlinge, Butterpilze, Steinpilze), Salat
Obst	Kern-, Stein- und Beerenobst, Südfrüchte (außer Zitrusfrüchte)
Gewürze	Kräuter (z.B. Kresse, Petersilie, Schnittlauch, Dill, Pfefferminze, Basilikum, Estragon, Beifuß, Oregano), Suppengrün, Paprika, Wacholder, Knoblauch
Sonstiges	Sojaerzeugnisse

Tabelle 3: Spurenelemente in der Ernährung (5)

Natrium	Wurst, Käse, Brot, Salzgebäck, Fischkonserven,
Kalium	Bananen, Kartoffeln, Trockenobst, Spinat, Champignons
Calcium	Milch und -produkte, grünes Gemüse, Hülsenfrüchte, Nüsse, einige Mineralwässer
Phosphor	Leber, Fleisch, Brot, Milch, Eier, als Zusatzstoff in Lebensmittelverarbeitung
Magnesium	Vollkornprodukte, Milch und -produkte, Leber, Geflügel, Fisch, Kartoffeln
Eisen	Fleisch, Brot, Wurstwaren, Gemüse (Spinat, Erbsen, Schwarzwurzeln), Quinoa, Hirse, Amaranth, Weizenkleie
Jod	Seefisch, jodiertes Speisesalz und damit hergestellte Produkte
Fluorid	Seefisch, Schwarztee
Zink	Fleisch, Eier, Milch und Milchprodukte, Vollkornprodukte
Selen	Fleisch, Fisch, Eier, Linsen, Spargel
Kupfer	Vollkornprodukte Innereien, Fisch, Nüsse, Kakao, Kaffee, Tee, grüne Gemüsesorten
Mangan	Tee, Gemüse (Lauch, Spinat), Erdbeeren, Haferflocken
Chrom	Fleisch, Leber, Eier, Haferflocken, Tomaten, Pilze
Molybdän	Hülsenfrüchte, Getreide

Tabelle 4: Lebensmittel mit Kohlehydraten (7)

Fleisch, Wurst, Fisch:	Panierte Gerichte (z.B. Wiener Schnitzel), Gerichte im Brötchen (z.B. Hot Dog), Frikadellen
Milchpro-dukte:	Milch, Milchgetränke, Buttermilch, Dickmilch, Joghurt, Kefir, Molke, Sahne, probiotische und laktosefreie Milchprodukte, Kaffeesahne, Kondensmilch, Sojamilch und Sojamilchprodukte
Käse:	Fruchtquark, gebackener Camembert
Getreide:	Getreidesorten (z.B. Weizen), Mehl, Mehlprodukte (z.B. Crêpes), Stärkemehle (z.B. Maizena), Nudeln, Reis, Brötchen, Brot, Cerealien (z.B. Cornflakes), Kuchen, Torten, Gebäck, Croissants, Kleingebäck (z.B. Brezeln), Kekse
Gemüse:	Dicke Bohnen, Erbsen, Knoblauch, Meerrettich, Pastinaken, Süßkartoffeln, Zuckererbsen, Zuckermais, Gemüse im Teigmantel, Gemüse paniert, Rahm-Gemüse, Kartoffeln, weiße Bohnen, Kichererbsen, Kidneybohnen, Butterbohnen, Linsen
Obst:	Alle Obstsorten enthalten Kohlenhydrate. Trockenobst enthält am meisten Kohlenhydrate. Bananen haben sehr viel Kohlenhydrate, aber auch Kirschen, Mangos und Trauben weisen einen hohen Gehalt an Kohlenhydraten auf.
Nüsse:	Alle Nüsse enthalten Kohlenhydrate (außer Leinsamen). Cashewkerne, Esskastanien, Kürbiskerne, Pistazien und Walnüsse bilden dabei die Spitzenreiter. Bei den übrigen Nüssen liegt der Kohlenhydratgehalt ungefähr gleich.
Süßes:	Ahornsirup, Fruchtzucker, Milchzucker, Traubenzucker, Haushaltszucker, Kakaopulver, süße Brotaufstriche, Süßigkeiten, Süßspeisen, Eis, Knabbergebäck
Getränke:	Kaffee/Tee mit Milch, Kaffee/Tee mit Zucker, Saftschorle, Fruchtsäfte, Limonaden (außer kalorienarme), Energydrinks, Bier, Biermischgetränke, Wein, Sekt, Liköre, Spirituosen

Kontaktdaten

Privatärztliche Gemeinschaftspraxis für
Ganzheitliche Augenheilkunde und Prävention,
Dr. med. Kerstin Bortfeldt & Dr. med. Angela Salfelder
Schillerstraße 18
99423 Weimar
Tel. 03643 906308
E-Mail: praxis@augenganzheit.com
www.augenganzheit.com

Blu Room™
Freiherr-vom-Stein-Allee 26
99425 Weimar
Tel. 03643 7751533
E-Mail: bluroom@augenganzheit.com
www.augenganzheit.com
www.instatera.de

BluRelax LichtEnergetik GmbH
Radetzkystraße 18 | A - 9020 Klagenfurt am Wörthersee
Tel.: 0463 / 51 53 55
E-Mail: office@blurelax.at
www.blurelax.at

Gesundheitspraxis Dr. med. Andrea Pirker

Ringweg 14 | A - 9562 Himmelberg

Tel. Nr.: 0676 / 8980 8704

E-Mail: andrea@gesundheitspraxis-pirker.at

www.gesundheitspraxis-pirker.at

Stefanie Ochs, Heilpraktikerin

Adolf-Spiess-Str. 36

D-36341 Lauterbach

Tel.: +49 - 163 69 61 742

E-Mail: info@essential-healing.net

www.essential-healing.net

Nachfragen für Zellnahrung STHIRA:

E-Mail: bluroom@augenganzheit.com

E-Mail: office@blurelax.at

IL-DO®Körperkerzen

Trainer:

Dr. med. Andrea Pirker

Tel. Nr.: 0676 / 8980 8704

E-Mail: andrea@gesundheitspraxis-pirker.at

Webseite:

www.il-do.eu

COBIMAX® -Communikations-Biologische Matrix:

www.cobimax.com

E-Mail: bernd.laudenbach@cobimax.com

Weitere empfohlene Webseiten

www.irmgard-graef.de

www.bluroom.com/

Hier findest Du Blu Room's™ in Deiner Nähe

www.inge-friedrich.de/

www.connectdoor.de

www.brillicon.de

Quellenverzeichnis

1.   Österreichische Gesellschaft für Ernährung. Available at: http://www.oege.at/index.php/bildung-information/nahrungsin-haltsstoffe/vitamine-mineralstoffe. Accessed at: November 06, 2017

2.   Vitamin K 2. Available at: https://www.jameda.de/naehrstoffe/vitamin-k2/. Accessed at: November 06, 2017

3.   Vitamin D. Available at: http://www.vitamind.net/. Accessed at: November 06, 2017

4.   Vitamin K. Available at: http://www.vitamind.net/vitamin-k/. Accessed at: November 06, 2017

5.   Spurenelemente. Available at: http://www.vital-stoffmedizin.com/spurenelemente/. Acces-sed at: November 06, 2017

6.   Österreichische Gesellschaft für Ernährung. Available at: http://www.oege.at/index.php/bildung-information/nahrungsin-haltsstoffe/kohlenhydrate. Acces-sed at: November 06, 2017

7.   Kohlehydrate. Available at: http://www.slim-style.de/ernaehrung/was-sind-kohlenhydrate.html. Accessed at: November 06, 2017

8.   Eiweiß. Available at: https://www.gesund-heit.gv.at/leben/ernaehrung/info/eiweiss. Accessed at: November 06, 2017

9.   Mitochondrien. Available at: https://www.ricaud.com/de/tipps/gesicht/mitochondrien-kraft-werke-der-zellen.htm. Accessed at: November 07, 2017

10.   Sthira. Available at: http://sthira.de. Accessed at: November 07, 2017

11.   Wasser. Available at: http://www.afruh.de/Wasser.html. Accessed at: November 07, 2017

12.   Wasserkristalle. Available at: http://www.afruh.de/Was-serkristallbilder.html. Accessed at: November 07, 2017

13.   Zitate. Available at: https://gutezitate.com/zitat/194417. Accessed at: November 07, 2017

14.   Irmgard Maria Gräf. Blu Room™ – Zukunft hautnah erle-ben mit Licht, Frequenz und Klang Brücken bauen. 1. Auflage ed. CreateSpace Independent Publishing Platform; 2017

15. 9 Brücken zur Veränderung: Gedankenhygiene. Available at: http://www.lebe-frei.info/9-bruecken-zur-veraenderung-gedanken-2/. Accessed at: November 08, 2017

16. Ätherische Öle. Availabel at: https://www.zentrum-der-ge-sundheit.de/aetherische-oele.html. Accessed At: November 08, 2017

17. Ölziehen mit Kokosöl. Available at: https://www.koko-soel.com/verwendung/gesundheit-und-wohlbefinden/kokosoel-

oelziehen-wir-erklaeren-es-schritt-fuer-schritt/. Accessed at: November 08, 2017

18. LaVita. Available at: https://www.lavita.de/. Accessed at: November 08, 2017

19. Entspannungsübungen für Zwischendurch. Available at: https://www.zeitblueten.com/news/zwischendurch-entspannungsuebungen/. Accessed at: November 08, 2017

Abbildung 1
Wasserkristallbilder. Available at:https://static.wixstatic.com/media/825ca4_665b96b297ac432c84268738e1479260~mv2.jpg.

Abbildung 2
Aborigine. Available at: global-village-adele-is-heading-to-australia-35312439.html

Alle übrigen Abbildungen im Buch sind Privatfotografien der Autorinnen.